Hannah Glocker

Das neue hydrostatische, verstellbare Gravitationsventil proGAV

Hannah Glocker

Das neue hydrostatische, verstellbare Gravitationsventil proGAV

Erste klinische Erfahrungen

Südwestdeutscher Verlag für Hochschulschriften

Impressum / Imprint
Bibliografische Information der Deutschen Nationalbibliothek: Die Deutsche Nationalbibliothek verzeichnet diese Publikation in der Deutschen Nationalbibliografie; detaillierte bibliografische Daten sind im Internet über http://dnb.d-nb.de abrufbar.
Alle in diesem Buch genannten Marken und Produktnamen unterliegen warenzeichen-, marken- oder patentrechtlichem Schutz bzw. sind Warenzeichen oder eingetragene Warenzeichen der jeweiligen Inhaber. Die Wiedergabe von Marken, Produktnamen, Gebrauchsnamen, Handelsnamen, Warenbezeichnungen u.s.w. in diesem Werk berechtigt auch ohne besondere Kennzeichnung nicht zu der Annahme, dass solche Namen im Sinne der Warenzeichen- und Markenschutzgesetzgebung als frei zu betrachten wären und daher von jedermann benutzt werden dürften.

Bibliographic information published by the Deutsche Nationalbibliothek: The Deutsche Nationalbibliothek lists this publication in the Deutsche Nationalbibliografie; detailed bibliographic data are available in the Internet at http://dnb.d-nb.de.
Any brand names and product names mentioned in this book are subject to trademark, brand or patent protection and are trademarks or registered trademarks of their respective holders. The use of brand names, product names, common names, trade names, product descriptions etc. even without a particular marking in this works is in no way to be construed to mean that such names may be regarded as unrestricted in respect of trademark and brand protection legislation and could thus be used by anyone.

Coverbild / Cover image: www.ingimage.com

Verlag / Publisher:
Südwestdeutscher Verlag für Hochschulschriften
ist ein Imprint der / is a trademark of
AV Akademikerverlag GmbH & Co. KG
Heinrich-Böcking-Str. 6-8, 66121 Saarbrücken, Deutschland / Germany
Email: info@svh-verlag.de

Herstellung: siehe letzte Seite /
Printed at: see last page
ISBN: 978-3-8381-2990-7

Zugl. / Approved by: Berlin, Charité Universitätsmedizin, 2009

Copyright © 2012 AV Akademikerverlag GmbH & Co. KG
Alle Rechte vorbehalten. / All rights reserved. Saarbrücken 2012

Inhaltsverzeichnis

1 EINLEITUNG 7

1.1 PROBLEMATIK 7

1.2 DIE LIQUORZIRKULATION 9

1.2.1 Der Liquorraum 9
1.2.2 Die Liquorproduktion 10
1.2.3 Der Liquorfluss 11
1.2.4 Die Liquorresorption 12
1.2.5 Ätiologie und Einteilung des Hydrozephalus 13
    1.2.5.1 Nicht-kommunizierender oder kommunizierender Hydrozephalus 14
    1.2.5.2 Idiopathischer oder sekundärer Hydrozephalus 14
    1.2.5.3 Akuter oder chronischer Hydrozephalus 14
    1.2.5.4 Einteilung gemäß Hirndruck 14
    1.2.5.5 Pseudotumor cerebri 16
    1.2.5.6 Andere Formen 17
    1.2.5.7 Einteilung in dieser Studie 18

1.3 HISTORISCHE ASPEKTE DER ANATOMIE UND THERAPIE DES HYDROZEPHALUS 19

1.4 GRUNDLAGEN DER VENTILFUNKTION 24

1.4.1 Hydrodynamische Grundlagen 24
    1.4.1.1 Druck 24
    1.4.1.2 Fluss 26
    1.4.1.3 Widerstand 26
    1.4.1.4 Viskosität 27
    1.4.1.5 Compliance 27
    1.4.1.6 Besonderheiten der Liquorströmungsdynamik im menschlichen Körper 28
1.4.2 Verschiedene Ventilmechanismen 28
    1.4.2.1 Druckregulation 29
    1.4.2.2 Flussregulation 29
    1.4.2.3 Standard-Differenzdruck-Ventile 30

	1.4.2.4 Hydrostatische Ventile	32
	1.4.2.4.1 Antisiphon-Ventile	32
	1.4.2.4.2 Schwerkraftventile (Gravitationsventile)	33
	1.4.2.5 Verstellbare Differenzdruckventile	35
	1.4.2.6 Flussgesteuerte Ventile	36
1.4.3	Komplikationen einer Shunttherapie	37
	1.4.3.1 Unterdrainage	37
	1.4.3.2 Überdrainage	37
	1.4.3.3 Shuntinfektion	39
	1.4.3.4 Andere Komplikationen	39
1.4.4	Anforderungen an einen Shunt	40
1.4.5	Das proGAV	41

2 METHODEN UND PATIENTEN 43

2.1 METHODEN 43

2.1.1 Operation 43
2.1.2 Klinische Untersuchung 43
    2.1.2.1 Skala nach Stein & Langfitt 43
    2.1.2.2 Einteilung nach Black 44
    2.1.2.3 Kiefer-Score 44
    2.1.2.4 NPH-Recovery-Rate 45
2.1.3 Radiologische Beurteilung 46
    2.1.3.1 Evans Index 46
    2.1.3.2 Evans Ratio 46
2.1.4 Nachsorge 47
2.1.5 Komplikationen 48

2.2 PATIENTENGUT 49

2.3 STATISTISCHE AUSWERTUNG 53

3 ERGEBNISSE 54

3.1 KLINIK 54

3.1.1 Quantitative Messdaten aller Patienten 54

3.1.1.1	Stein & Langfitt	55
3.1.1.2	Black	56
3.1.1.3	Differenz Kiefer-Score	57
3.1.1.4	NPH-Recovery-Rate	58
3.1.2	Quantitative Messdaten der verschiedenen Ätiologie-Untergruppen	59
3.1.2.1	Stein & Langfitt	60
3.1.2.2	Black	62
3.1.2.3	Differenz Kiefer-Score	63
3.1.2.4	NPH-Recovery-Rate	64

3.2 RADIOLOGIE 65

3.2.1	Quantitative Messdaten aller Patienten	65
3.2.1.1	Evans Index prä- und postoperativ	66
3.2.1.2	Evans Differenz	66
3.2.1.3	Evans Ratio	68
3.2.2	Quantitative Messdaten der verschiedenen Ätiologie-Untergruppen	69
3.2.2.1	Evans Index prä- und postoperativ	69
3.2.2.2	Evans Differenz	71
3.2.2.3	Evans Ratio	73

3.3 KORRELATION KLINIK - RADIOLOGIE 74

3.4 KOMPLIKATIONEN 75

3.4.1	Überdrainage	76
3.4.2	Unterdrainage	77
3.4.2.1	Unterdrainage durch Fehllage des Ventrikelkatheters	77
3.4.2.2	Funktionelle Unterdrainage oder Unterdrainage durch einen zu hohen Ventilöffnungsdruck	77
3.4.3	Infektion	78
3.4.3.1	Shuntinfektion	78
3.4.3.2	Wundheilungsstörungen	79

3.5 VERSTELLUNGEN DES VENTILÖFFNUNGSDRUCKS 80

4 DISKUSSION 84

4.1 GEGENÜBERSTELLUNG VERSCHIEDENER PROGRAMMIERBARER VENTILE ... 84

- 4.1.1 Die Sophysa-Ventile ... 84
- 4.1.2 Das Codman-Hakim-Ventil ... 85
- 4.1.3 Das PS-Medical-Strata-Ventil ... 87
- 4.1.4 Das proGAV ... 88
- 4.1.5 Die Diskussion um die Verstellbarkeit ... 89

4.2 PROBLEME BEI DER VERGLEICHBARKEIT KLINISCHER STUDIEN ... 92

4.3 KLINISCHE ERGEBNISSE ... 95

4.4 KORRELATION DER RADIOLOGISCHEN MIT DEN KLINISCHEN ERGEBNISSEN ... 97

4.5 KOMPLIKATIONEN ... 100

- 4.5.1 Ventilunabhängige Komplikationen ... 100
  - 4.5.1.1 Infektion ... 100
  - 4.5.1.2 Katheterfehllagen, Diskonnektionen, Katheterobstruktionen ... 101
- 4.5.2 Ventilabhängige Komplikationen ... 102
  - 4.5.2.1 Überdrainage ... 102
  - 4.5.2.2 Unterdrainage ... 103
  - 4.5.2.3 MRT-bedingte und spontane Verstellungen, Probleme bei der Verstellbarkeit ... 104

4.6 EVALUATION DER VERSTELLBARKEIT ... 106

4.7 NEULAND: EIN VERSTELLBARER SHUNT-ASSISTENT ... 110

5 SCHLUSSFOLGERUNGEN ... 111

6 ZUSAMMENFASSUNG ... 112

7 LITERATURVERZEICHNIS ... 114

8 ANHANG ... 120

8.1 PATIENTENDATEN ... 120

8.2 ABBILDUNGSVERZEICHNIS 121

8.3 TABELLENVERZEICHNIS 123

8.4 ABKÜRZUNGSVERZEICHNIS 124

1 Einleitung

1.1 Problematik

„The history of CSF shunts has been one of innovation, initial success, and then a dampening of enthusiasm as the unexpected complications became apparent. This is still true today. The quest for the perfect shunt continues." {Die Geschichte des Liquorshunts ist eine Geschichte der Innovation, des anfänglichen Erfolgs und schließlich eines Nachlassens der Begeisterung, als die unerwarteten Komplikationen ans Licht kamen. Das gilt auch heute noch. Die Suche nach dem perfekten Shunt geht weiter.} [25]

Dieses Zitat von James M. Drake aus dem Jahre 1995 gilt leider nach wie vor.

Seit sich 1956 die Therapie des Hydrozephalus mit Liquorshunts durchgesetzt hat, sind zahlreiche Versuche unternommen worden, den Hirninnendruck von an Hydrozephalus erkrankten Menschen durch eine künstliche Ableitung des Liquors in physiologischen Grenzen zu halten. Und obwohl bis heute ungefähr 50, teilweise sehr unterschiedliche, Ventilkonstruktionen mit vielen Subtypen entwickelt wurden, sind die auftretenden Komplikationen noch immer mannigfaltig.

Ein viel zitierter Satz von McLaurin besagt, dass die Geschichte der ventrikulären Shunttherapie des Hydrozephalus weitestgehend eine Geschichte der Verhinderung ihrer Komplikationen ist.[59]

Ein großes Problem bei dieser Prävention der Komplikationen ist, dass die Ätiologie der verschiedenen Komplikationen und auch die Pathophysiologie des Hydrozephalus noch lange nicht detailliert genug erforscht sind, sodass auch eine passgenaue Komplikationstherapie noch nicht möglich ist.

In einigen Bereichen allerdings sind die Ursachen der Komplikationen größtenteils geklärt, sodass in den letzten Jahren immer wieder neuartige Ventilkonstruktionen auf den Markt gekommen sind, die den Hauptkomplikationen entgegenwirken sollen.

Neben dem Infektionsrisiko, dem letztlich alle chirurgischen Patienten ausgesetzt sind, sind die Hauptkomplikationen der Shunttherapie die Über- und die Unterdrainage.

Bei der *Überdrainage*, die vor allem bei erwachsenen Patienten eine große Rolle spielt, kommt es zu unphysiologisch hohen Mengen von abgeleitetem Liquor. Verantwortlich dafür kann zum einen eine zu gering gewählte Druckstufe des Ventils sein, d.h. das Ventil lässt auch im Liegen zu viel Liquor abfließen, zum anderen die Änderung des hydrostatischen Drucks beim Wechsel der Position im Raum vom Liegen zum Stehen, der so genannte Siphon-Effekt.

Durch Überdrainage kommt es zu Phänomenen wie subduralen Ergüssen (Hygromen oder Hämatomen), zum Schlitzventrikelsyndrom und zu Symptomen wie Kopfschmerzen, Übelkeit und Schwindel, die charakteristischerweise besonders stark nur nach dem Aufstehen auftreten und sich nach dem Hinlegen wieder bessern.

Bei der *Unterdrainage* kommt es entweder durch eine zu hoch gewählte Druckstufe oder durch eine Blockade in der Liquorableitung zu einem mangelnden Abfluss an Liquor, andererseits kann auch ein erhöhter Druck im Bereich des Auslasses des distalen Katheters (atrial oder peritoneal) zu einer Drainagebehinderung führen. Dies zeigt sich durch ein Weiterbestehen oder sogar eine Verschlimmerung der klinischen Symptomatik des Patienten.

Die nächste Generation neuerer Ventilkonstruktionen begegnete nur einer dieser beiden Komplikationsarten, entweder der zu hoch oder zu niedrig eingestellten Druckstufe durch eine Verstellbarkeit des Ventilöffnungsdrucks (z.B. Medos-Ventil) oder aber der durch den Siphon-Effekt bzw. den hydrostatischen Druck in stehender Position bedingten Überdrainage durch hydrostatische oder Gravitationseinheiten (z.B. Dual-Switch-Ventil. GAV, Delta-Ventil). Durch diese Einseitigkeit konnte auch immer nur eine Komponente der Komplikationen behoben werden.

Das neue hydrostatische, verstellbare Gravitationsventil proGAV will diesen zwei Hauptkomplikationen auf zwei unterschiedlichen Wegen gleichzeitig begegnen: durch die präoperativ wählbare, fixierte Gravitationseinheit wird die Öffnungscharakteristik des Ventils der Körperhaltung des Patienten angepasst und so einer lagebedingten Überdrainage vorgebeugt und durch die Verstellbarkeit des Ventilöffnungsdrucks wird auch postoperativ ein nicht-invasives Erhöhen oder Senken der Druckstufe möglich.

Eine weitere Neuheit des proGAV besteht darin, dass es im Gegensatz zu anderen verstellbaren Ventilen Magnetfeld-resistent ist, d.h. ein versehentliches Verstellen der Druckstufe z.B. durch eine MRT-Untersuchung ist bei dem proGAV nicht möglich.[3] [55]

In dieser Studie wurde das proGAV an einer Patientengruppe mit unterschiedlichen Hydrozephalusätiologien getestet, einerseits, um den theoretisch erwarteten Therapievorteil des proGAV gegenüber anderen Ventilen zu überprüfen und andererseits, um gewisse tendenzielle Unterschiede im Erfolg der Therapie bei einzelnen Ätiologiegruppen herauszuarbeiten.

1.2 Die Liquorzirkulation

1.2.1 Der Liquorraum

Der Liquor cerebrospinalis (die Gehirn-Rückenmarks-Flüssigkeit) befindet sich zum einen im Subarachnoidalraum (äußerer Liquorraum), der das Gehirn und das Rückenmark umgibt, und zum anderen in den Hirnventrikeln (innerer Liquorraum) innerhalb des Gehirns. Dieses Ventrikelsystem besteht aus zwei Seitenventrikeln, die in den Endhirnhemisphären liegen, einem dritten Ventrikel zwischen den beiden Thalami und einem vierten Ventrikel im Rhombenzephalon. Die paarigen Seitenventrikel werden nach kranial-medial von den querverlaufenden Fasern des Balkens und nach kaudal vom Thalamus begrenzt. Medial befindet sich das Septum pellucidum und lateral der Nucleus caudatus. Sie kommunizieren durch jeweils ein Foramen interventriculare (Monroi) mit dem unpaaren dritten Ventrikel. Der dritte Ventrikel ist lateral von den beiden Thalami begrenzt, die sich an einer Stelle berühren (Adhesio interthalamica). Sein Boden wird vom Hypothalamus gebildet, sein Dach durch die den Plexus choroideus tragende Tela choroidea. Über den Aquaeductus mesencephali besteht hier eine Verbindung zum ebenfalls unpaaren vierten Ventrikel, der nach ventral von der Medulla oblongata und dem Pons (der Rautengrube), nach kranial vom Cerebellum und nach lateral durch die Kleinhirnstiele begrenzt wird. Der vierte Ventrikel öffnet sich schließlich durch die Apertura mediana (Magendie) und die Aperturae laterales (Luschkae) in den Subarachnoidalraum, sodass der innere Liquorraum mit dem äußeren kommuniziert. Der äußere Liquorraum - der Subarachnoidalraum - erweitert sich lokal zu so genannten Zisternen. Die Cisterna magna, auch Cisterna cerebellomedullaris genannt, befindet sich zwischen Kleinhirn und Medulla oblongata, die Cisterna ambiens zwischen Kleinhirn und Mittelhirn an der Spitze des Tentoriums, die Cisterna interpeduncularis zwischen den beiden Hirnschenkeln und die Cisterna chiasmatica um das Chiasma opticum herum.

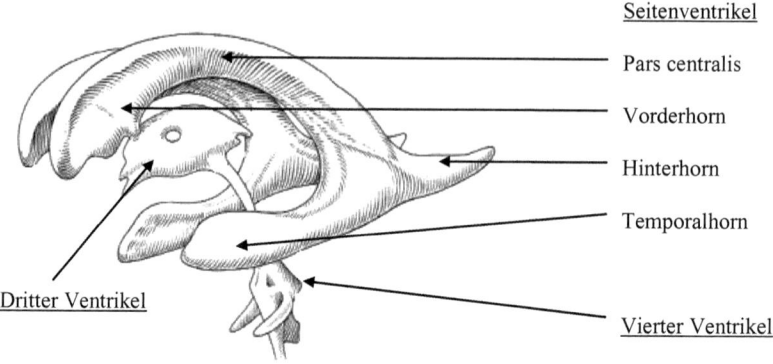

Abbildung 1: Ausgussmodell des Ventrikelsystems, modifiziert nach T. Schiebler, K. Zilles, *Anatomie, Zentralnervensystem*, Springer, 8. Auflage, 1999

1.2.2 Die Liquorproduktion

Täglich werden beim Erwachsenen mit einer Produktionsrate von etwa 0,35 ml/min ca. 500 ml Liquor produziert, wobei der innere und äußere Liquorraum zusammen nur etwa 140 ml fassen, sodass der Liquor mindestens dreimal täglich ausgetauscht wird. [83]

Der Liquor cerebrospinalis wird zu 80-90 % von den Plexus choroidei produziert, welche in allen vier Ventrikeln zu finden sind. Der Plexus der Seitenventrikel reicht vom Unterhorn über den Cella-media-Bereich bis nach oben zum Beginn des Vorderhorns und ist dann über die Foramina Monroi mit dem Plexus choroideus des dritten Ventrikels verbunden. Hier befindet er sich am Dach und wird von der Tela choroidea getragen. Vorder- und Hinterhorn der Seitenventrikel besitzen keinen eigenständigen Plexus choroideus. Der vierte Ventrikel hat einen isolierten Plexus, der am unteren Kleinhirnsegel befestigt ist. Er dehnt sich nach lateral bis zu den Aperturae laterales aus, durch die er in Form der so genannten Bochdalek´schen Blumenkörbchen in die Cisterna magna austritt.

Neben der Liquorproduktion durch den Plexus choroideus besteht in gewissem Umfang auch eine Produktion durch das Hirnparenchym und die Ependymzellen, die die Ventrikel auskleiden. Mikroskopisch besteht der Plexus choroideus aus einem einreihigen kubischen Epithel, das ringförmig um eine zentrale Kapillare angeordnet ist. Er entsteht durch die Einstülpung des Ependyms in die Ventrikelhöhle durch die Blutgefäße der Pia mater. Demnach besteht eine Kontinuität zwischen dem Plexusepithel und der ependymalen Auskleidung der Ventrikel. Die ventrikuläre Seite dieser spezialisierten Ependymzellen des Plexus choroideus trägt einen

Bürstensaum aus Mikrovilli. Die basale und laterale Seite der Zellen weisen ein durch Einfaltungen entstandenes Labyrinth auf, das eine strukturelle Ähnlichkeit zu anderen flüssigkeitstransportierenden Epithelien aufzeigt. [29]
Durch die villöse Auffaltung der ventrikulären Seite bildet die ventrikuläre Plexusoberfläche 60 % der gesamten inneren Gehirnoberfläche, das übrige, den Ventrikel auskleidende Ependym nur 40 %. Die Wände der Plexuskapillaren bestehen aus fenestriertem Endothel, das im Gegensatz zu den Kapillarwänden der Blut-Hirn-Schranke keine tight junctions enthält. Anstatt dessen weist das Epithel des Plexus choroideus an der apikalen Seite diese tight junctions auf, es wird hier also die Blut-Hirn-Schranke durch das Plexusepithel und nicht durch die Kapillarwand gebildet. [8]
Liquor entsteht durch Abpressen eines Ultrafiltrats, was durch den von den Kapillaren ausgehenden hydrostatischen Druck gewährleistet wird. Es folgt der aktive Transport von Na^+ und Cl^-, und schließlich passives Nachströmen von Wasser entlang des osmotischen Gradienten in den Ventrikel hinein. Der aktive Ionentransport erfolgt über zwei Wege:
1. über die tight junctions der apikalen Plexusepithelzellen in den Ventrikel hinein und
2. durch intrazellulären Transport und den Transport über die Plasmamembran.

Beide Transportwege sind vermutlich von Ionenpumpen abhängig. [30]
Durch diese komplizierten aktiven Transportmechanismen entsteht eine gegenüber dem Blutplasma veränderte Konzentration von Ionen und Proteinen. (s. Tabelle 1)

	Na^+	K^+	Ca^{2+}	Mg^{2+}	Cl^-	Phosphat$^-$	Lactat$^-$	HCO_3^-	Protein (g/l)
Plasma (mmol/l)	143,0	4,0	2,5	0,8	105,0	0,9	1,0	26,0	70,0
Liquor (mmol/kg H_2O)	149,0	3,0	1,0	1,0	128,0	0,6	1,3	26,0	0,2

Tabelle 1: Ionen- und Proteinkonzentration in Plasma und Liquor (modifiziert nach Klinke R. *Lehrbuch der Physiologie*, 3. Auflage, Stuttgart, Thieme, 2001)

1.2.3 Der Liquorfluss

Von seinem Produktionsort in den Ventrikeln fließt der Liquor über das o.g. Foramen Monroi, den dritten Ventrikel, den Aquaedukt und die Ausgänge des vierten Ventrikels (die paarigen Aperturae laterales Luschkae und die median gelegene Apertura mediana Magendie) in den Subarachnoidalraum, wie Abbildung 2 zum Ausdruck bringt:

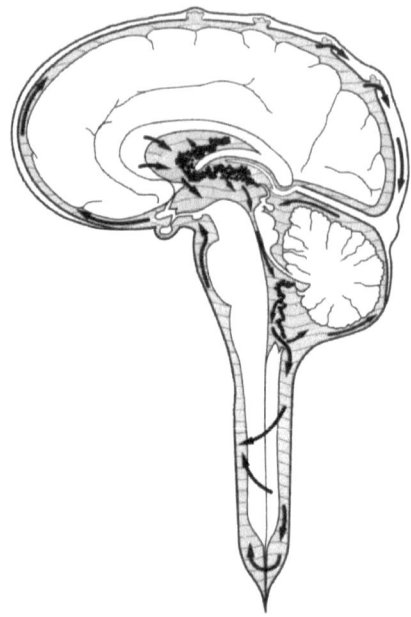

Abbildung 2: Liquorfluss, modifiziert nach Fishman R. *Cerebrospinal Fluid in Diseases of the Nervous System*, 2. Auflage, Philadelphia, W.B. Saunders Company, 1992

Hier umfließt er nun Gehirn und Rückenmark und fungiert als ein Flüssigkeitskissen mit Pufferfunktion, das das tatsächliche Gewicht des Gehirns von ca. 1500 g auf ein physikalisches Effektivgewicht von etwa 50 g, mit dem es dem Knochen aufliegt, reduziert. Daneben ist seit längerem eine Beteiligung des Liquors an der Regulation des Atemzentrums bekannt, indem er den Plasma-CO_2-Spiegel an die Medulla oblongata vermittelt.

1.2.4 Die Liquorresorption

Vom Subarachnoidalraum muss der Liquor wieder in die Blutbahn rückresorbiert werden, da das Fassungsvermögen des inneren und äußeren Liquorraums, wie schon erwähnt, nur 140 ml beträgt und täglich ca. 500 ml Liquor produziert werden.

Im Schädelbereich erfolgt diese Resorption hauptsächlich über die Arachnoidalzotten, die durch kleine gefäßfreie Arachnoidalausstülpungen in den Sinus sagittalis superior und andere venöse Strukturen hinein entstehen, dort bäumchenartig auswuchern und als Paccioni-Granulationen (Granulationes arachnoidales) bezeichnet werden.

Im Wirbelkanal wird der Liquor an den Austrittsstellen der Spinalnerven von einem Venen- und Lymphplexus resorbiert.

In physiologischen Verhältnissen halten sich Liquorproduktion und -resorption das Gleichgewicht. Sobald der Liquordruck den venösen Druck um 2 - 8 cm H_2O übersteigt, beginnt der passive Übertritt von Flüssigkeit in die venösen Sinus. Dieser passive Übertritt steigt linear mit dem Liquordruck an. [7]

Die Granulationes arachnoidales sind im Bereich des Sinuslumens lückenlos mit tight junctions bedeckt, sodass hier ein aktiver Transport insbesondere für Makromoleküle angenommen werden muss. Heute geht man von einer dynamischen transendothelialen Vakuolisierung aus, bei der temporär ein offener Kanal erzeugt wird, durch den die Makromoleküle in das venöse Blut abfließen können. Auch die Entstehung dieser Vakuolen ist von einem Druckgradienten zwischen dem Subarachnoidalraum und den venösen Sinus abhängig. [61] [94]

Neben diesem Hauptresorptionsweg über die Granulationes arachnoidales, über den 80 % des Liquors resorbiert werden, gibt es noch fünf weitere Wege, die unter pathologischen Bedingungen hinzugezogen werden können: die Lymphbahnen, den Plexus choroideus, die Nervenscheiden entlang der Hirn- und Spinalnerven, den spinalen Zentralkanal und schließlich das Hirnparenchym selbst. [7]

1.2.5 Ätiologie und Einteilung des Hydrozephalus

Ein Hydrozephalus besteht immer dann, wenn ein Missverhältnis zwischen der Liquorproduktion und der Liquorresorption vorhanden ist. In sehr seltenen Fällen ist die Ursache eines Hydrozephalus auf der Seite der Liquorproduktion zu finden, nämlich in einem Plexuspapillom, das unverhältnismäßig viel Liquor produziert. In den meisten Fällen beruht der Hydrozephalus auf einem gestörten Abfluss (Okklusivhydrozephalus bzw. nicht-kommunizierender Hydrozephalus) oder einer gestörten Resorption des Liquors im Bereich der Arachnoidalzotten (sog. kommunizierender Hydrozephalus).

Hinzu kommen folgende Gesichtspunkte, die bei der Einteilung berücksichtigt werden müssen, die allerdings eine international einheitliche Hydrozephalusklassifizierung bisher beinahe unmöglich machen:

- Art der Liquorzirkulationsstörung: Okklusivhydrozephalus (nicht-kommunizierender), kommunizierender Hydrozephalus oder Hydrozephalus malresorptivus
- unbekannte oder bekannte Ursache des Hydrozephalus: idiopathischer oder sekundärer Hydrozephalus
- Beginn der Hydrozephaluserkrankung: akut oder chronisch
- Höhe des Hirndrucks: normal oder erhöht, dauerhaft oder intermittierend [44]

1.2.5.1 Nicht-kommunizierender oder kommunizierender Hydrozephalus

Dem nicht-kommunizierenden (früher: Verschluss- oder Okklusiv-) Hydrozephalus liegt eine Abflussbehinderung innerhalb der Hirnwasserkammern zugrunde, wodurch der physiologische Abfluss des Liquors in die externen Liquorräume, wie in Kap. 1.2.3 beschrieben, nicht mehr stattfinden kann. Dies ist z.b. der Fall bei Aquäduktstenosen, Chiari- oder Dandy-Walker-Malformationen.

Dagegen ist beim kommunizierenden Hydrozephalus der Abfluss des Liquors nicht behindert, er kann frei durch alle Ventrikel fließen und auch unbehindert im Bereich des IV. Ventrikels in die äußeren Liquorräume austreten. Allerdings ist hier entweder der Abfluss des Liquors innerhalb des äußeren Liquorraums behindert, z.B. durch Verklebungen nach Hirnhautentzündungen, sodass der Weg zu den Granulationes arachnoidales, wo er resorbiert werden soll, verlegt ist, oder die Granulationes arachnoidales können ihre Funktion als Resorptionsorgane nicht mehr erfüllen.

Ein anderes typisches Beispiel für einen kommunizierenden Hydrozephalus ist der so genannte Normaldruckhydrozephalus (s. Kap. 1.2.5.4). Bei diesem Krankheitsbild bleibt allerdings oft unklar, ob eine Abflussbehinderung in den äußeren Liquorräumen oder eine mangelhafte Funktion der liquorresorbierenden Strukturen besteht oder ob es sich um ein Mischbild aus beidem handelt.

1.2.5.2 Idiopathischer oder sekundärer Hydrozephalus

Idiopathisch wird der Hydrozephalus dann genannt, wenn man den Auslöser für den Hydrozephalus nicht kennt. Häufig gibt es dies beim Normaldruckhydrozephalus (s. Kap. 1.2.5.4). Beim sekundären Hydrozephalus kennt man den Auslöser des Hydrozephalus, z.B. stattgehabte Subarachnoidalblutungen, intrazerebrale Blutungen, Schädel-Hirn-Traumata oder Meningitiden.

1.2.5.3 Akuter oder chronischer Hydrozephalus

Unter chronischem Hydrozephalus versteht man alle Formen des Hydrozephalus, dessen Symptome seit mehr als 3 - 6 Monaten bestehen oder dessen Auslöser mehr als 3 - 6 Monate zurückliegt. Alle kürzer bestehenden Hydrozephali werden als akut bezeichnet.

1.2.5.4 Einteilung gemäß Hirndruck

Hier sind vor allem folgende gängigen Krankheitsentitäten voneinander zu unterscheiden:
- high pressure hydrocephalus / Hochdruckhydrozephalus / hypertensiver Hydrozephalus
- Normaldruckhydrozephalus (normal pressure hydrocephalus / NPH)

Nach heutigem Wissen müsste man den so genannten Normaldruckhydrozephalus eigentlich als intermittierenden Hochdruckhydrozephalus bezeichnen, da sich bei diesen Patienten Phasen mit normalem Hirndruck mit Phasen mit erhöhtem Hirndruck abwechseln.
Als S. Hakim das Krankheitsbild des Normaldruckhydrozephalus 1965 beschrieb, gab es noch keine Möglichkeiten der mehrtägigen kontinuierlichen Hirndruckmessung. Der Hirndruck bei Hydrozephaluspatienten wurde damals durch wiederholte Lumbalpunktionen ermittelt und dabei wurden stets im Normbereich liegende Liquordruckwerte gemessen. Daher gab er dem Krankheitsbild den Namen Normaldruckhydrozephalus. [34]
Der Normaldruckhydrozephalus wird von Hakim durch die Trias folgender Symptome charakterisiert (sog. Hakim-Trias):

- Gangstörung
- Inkontinenz
- Demenz [34]

Man unterscheidet heute den idiopathischen (INPH) vom sekundären NPH (SNPH). Der sekundäre kommt nach verschiedenen Hirnerkrankungen vor wie Schädel-Hirn-Trauma, intracerebraler oder Subarachnoidalblutung oder Meningitiden.
Der NPH gilt als kommunizierender Hydrozephalus, ob er allerdings durch eine Malresorption des Liquors alleine oder durch Passagestörungen des Liquors in den äußeren Liquorräumen bedingt ist, ist meist nicht zu klären.
Der INPH stellt den eigentlichen Symptomenkomplex dar, der von Hakim 1965 gemeint war: Es handelt sich um eine Erkrankung älterer Menschen, die normalerweise zwischen dem 50. - 80. Lebensjahr beginnt. Typischerweise beginnt das Krankheitsbild mit Gangstörungen, erst später folgen Inkontinenz und Demenz. [20]
Daneben gibt es zahlreiche weitere Symptome, die bei einem INPH auftreten können, die aber weniger charakteristisch sind:

- parkinsonoide Symptome
- psychiatrische Erkrankungen
- Anfallsleiden
- Kopfschmerzen (eigentlich kennzeichnend für einen Hochdruck- und Okklusivhydrozephalus)
- Apathie
- unsystematischer Schwindel

Bei der Inkontinenz finden sich alle Spielarten: von kompletter Harn- und Stuhlinkontinenz bis zur Dranginkontinenz.

Die Demenz beginnt mit zunächst kaum merkbarer Vergesslichkeit und Konzentrationsstörungen und kann dann alle Zwischenstadien bis hin zur völligen Hilflosigkeit und Pflegebedürftigkeit annehmen.

Die bekanntesten Ursachen für eine pathologische Hirnatrophie mit einem vergleichbaren Krankheitsbild sind Morbus Alzheimer, Creutzfeld-Jakob-Erkrankung oder Hirndurchblutungsstörungen. Die meisten dieser zur Demenz führenden Erkrankungen sind unheilbar, man kann heute bestenfalls ihr Fortschreiten etwas verlangsamen.

Hier stellt der Normaldruckhydrozephalus ein Ausnahme dar, denn es existiert mit der Shuntoperation eine sehr effektive Behandlungsoption, die das Fortschreiten der Erkrankung anzuhalten, die klinischen Symptome zu bessern oder sogar eine Restitutio ad integrum herbeizuführen vermag.

1.2.5.5 Pseudotumor cerebri

Das Syndrom des Pseudotumor cerebri ist definiert als eine Liquordrucksteigerung ohne Nachweis einer intrakraniellen Raumforderung und ohne Nachweis eines Hydrozephalus. Die klinischen Symptome entsprechen dabei denen des gesteigerten Hirndrucks: Kopfschmerz, Stauungspapille (ein- oder beidseitig), Affektion des N. opticus (Visusminderungen bis zur Erblindung) und ein- oder doppelseitige Abduzensparesen.

Auch hier unterscheidet man eine idiopatische Form (engl.: Idiopathic Intracranial Hypertension: IIH) von sekundären Formen des Pseudotumor-cerebri-Syndroms (z.B. bei Sinusvenenthrombose oder medikamentös bedingt). Sowohl bei der Sinusvenenthrombose als auch bei der idiopathischen Form gilt ein erhöhter venöser Druck im Bereich der abführenden Sinus im Sinne eines Abflusswiderstands als pathogenetische Erklärung.

Während die o.g. klinischen Leitsymptome das Syndrom identifizieren, dient die weitergehende Diagnostik dem Ausschluss bzw. der Identifikation von Ursachen einer sekundären Form des Pseudotumor-cerebri-Syndroms. Diagnostische Kriterien für die idiopathische Variante (IIH) sind:

- dokumentierter erhöhter Liquordruck (> 250 mmH$_2$O in Seitenlage, Bezug auf Foramen Monroi, Grenzbereich liegt zwischen 200–250 mmH$_2$O)
- normaler (biochemisch, zellulärer) Liquorbefund
- Ausschluss eines Hydrozephalus internus, eines Tumors oder einer anderen strukturellen oder vaskulären Läsion [31]

Bei schweren Formen des IIH kann eine interne Liquorableitung (Shunt) erwogen werden. Die frühere Bevorzugung des lumboperitonealen Shunts gegenüber ventrikulären Ableitungen ist unter anderem durch die beim Pseudotumor meist engen Ventrikel und dadurch bedingte relativ häufige Katheterfehlplatzierungen zu erklären. Mit heute verbesserter Technik (Neuronavigation, Stereotaxie) verliert dieses Argument an Bedeutung. [97]

1.2.5.6 Andere Formen

Aquäduktstenose

Die Aquäduktstenose ist eine Ursache des Okklusivhydrozephalus. Hierbei ist die Passage des Liquors vom dritten Ventrikel zum vierten Ventrikel behindert. Die Ursachen sind vielfältig: In 10 % der Fälle handelt es sich um eine genetisch vererbte Erkrankung. Der normalerweise 0,75 mm durchmessende Aquädukt fällt bei der genetischen Form enger aus als normal. Darüber hinaus können Hirnhautentzündungen, Hirnblutungen und Tumoren eine Aquäduktstenose verursachen.

Dabei kann der Hirndruck zwischen intermittierend erhöht und dauerhaft deutlich erhöht alle Ausmaße annehmen und dementsprechend auch das klinische Bild sehr unterschiedlich ausfallen: bei nur intermittierender Druckerhöhung entsprechen die Symptome denen des Normaldruckhydrozephalus, daneben können aber auch Zeichen der akuten Hirndrucksteigerung wie Kopfschmerz, Übelkeit, Erbrechen, Sehstörungen, Krampfanfälle bis zu Veränderungen der Bewusstseinslage auftreten.

LOVA = Long standing Overt Ventriculomegaly in Adults

Dieses Krankheitsbild wurde erstmals im Jahre 2000 von Oi et al. in der medizinischen Literatur beschrieben. [69]

Dabei ist ein charakteristisches Merkmal, dass bereits in der Kindheit ein Hydrozephalus (mit einer Schädelgröße über der Norm) bestand, dieser aber bis ins Erwachsenenalter nicht symptomatisch wurde.

Die LOVA ist meist ein Okklusivhydrozephalus, der auf dem Boden einer Aquäduktstenose entstanden ist. Der Hirndruck ist dabei mäßig bis deutlich erhöht.

Überraschend ist die Diskrepanz zwischen klinischem Bild und der Bildgebung.

Betrachtet man das CT / MRT alleine, so meint man, man müsse einen mehr oder weniger pflegebedürftigen Patienten vorfinden, denn oft verbleibt nur ein relativ dünner Resthirnmantel über den Seitenventrikeln, und dennoch sind diese Patienten klinisch oft gar nicht oder nur minimal beeinträchtigt.

Aufgrund der Tatsache, dass bei der LOVA eine extreme Diskrepanz zwischen Schädelinnenvolumen und Hirnvolumen besteht, ist die Gefahr der Überdrainage bei Shuntanlage extrem hoch. Inzwischen gibt es Erfahrungen mit Gravitationsventilen, bei denen bisher keine wesentlichen Überdrainagen auftraten. [47]

1.2.5.7 Einteilung in dieser Studie

In unserer Studie wurde eine Einteilung in fünf verschiedene Ätiologiegruppen vorgenommen:
- Idiopathischer Normaldruckhydrozephalus (INPH)
- Sekundärer Normaldruckhydrozephalus (SNPH)
- Hydrozephalus malresorptivus (HCM)
- Hypertensiver Hydrozephalus (HHC)
- Pseudotumor cerebri

Nach dem Vorbild der Dutch-NPH-Study [18] haben wir eine Unterscheidung vorgenommen in den (s. Kap. 2.2):

a) sekundären Normaldruckhydrozephalus (SNPH), bei dem die Ursache für den Hydrozephalus (Subarachnoidalblutung, intracerebrale Blutung, Trauma, Meningitis) mehr als 3 Monate zurückliegt, die Klinik primär durch die typische Trias Gangstörung, Inkontinenz und Demenz geprägt ist, der Evans Index größer als 0,3 und der intraventrikuläre Druck kleiner als 20 cm H_2O ist, und andererseits den

b) sekundären Hydrozephalus malresorptivus (HCM), bei dem die Ursache für den Hydrozephalus weniger als 3 Monate zurückliegt, die Klinik primär durch die Ursache des Hydrozephalus (Subarachnoidalblutung, intracerebrale Blutung, Trauma, Meningitis) bedingt ist und eine zusätzliche Hydrozephalus-Symptomatik hinzukommt, der Evans Index ebenfalls größer als 0,3 ist; der intraventrikuläre Druck kann variieren.

1.3 Historische Aspekte der Anatomie und Therapie des Hydrozephalus

Schon Hippokrates (466 - 377 v. Chr.) beschrieb ein Krankheitsbild, bei dem er einen Symptomenkomplex aus Kopfschmerzen, Erbrechen und Sehstörungen auf eine Flüssigkeitsansammlung im Gehirn zurückführte. Diese Flüssigkeitsansammlung war seiner Ansicht nach eine Verflüssigung des Gehirns durch wiederholte Krampfanfälle. Allerdings ist unklar, ob er damit wirklich Flüssigkeitsansammlungen im Gehirn meinte oder eher Hygrome oder Arachnoidalzysten. Ob Hippokrates schon versuchte, das Krankheitsbild zu behandeln, ist umstritten. [6]

Claudius Galen von Pergamon (130 – 200 v. Chr.) prägte den bis heute gebräuchlichen Begriff Hydrozephalus (griech.: ὕδωρ - hydor - Wasser und κεφαλή - kephalé - Kopf). Auch die Ventrikelanatomie wurde von ihm als erstes beschrieben. Er vermutete bereits, dass der Plexus choroideus für die Liquorproduktion zuständig sein könnte. [91]

Leonardo da Vinci zeichnete 1510 als erster das menschliche Ventrikelsystem, nachdem die Obduktion menschlicher Körper legalisiert worden war. [32]

Durch die Entdeckung des Aquädukts 1515 wurden diese Zeichnungen von Jakobus Sylvius ergänzt.

Vesalius beschrieb den Hydrozephalus 1551 bei der Obduktion eines Kindes als eine den Kopf vergrößernde Krankheit, wobei sich das Wasser nur intraventrikulär befand. Auch beschrieb er als erster, dass eine Vermehrung dieses Wassers in mildem Ausmaß mit einer beinahe normalen Entwicklung des Kindes vereinbar ist. [92]

1701 entdeckte Paccioni die - heute nach ihm benannten - Granulationes arachnoidales, wobei er jedoch davon ausging, dass diese für die Produktion des Liquors verantwortlich seien. 1738 beschrieb dann Fanconi die Funktion der Granulationes arachnoidales richtig mit der Resorption des Liquors in die venösen Sinus des Gehirns.

1747 wurde durch von Haller zum ersten Mal die Zirkulation des Liquors richtig beschrieben [92] und Magendie vermutete 1769 als Erster, das die Ursache eines Hydrozephalus in einem mechanischen Hindernis in den Ventrikeln oder im Subarachnoidalraum begründet sein könnte. [6]

Die ersten klinischen Untersuchungen von Hydrozephaluspatienten wurden von Robert Whytt of Edinburgh durchgeführt. Dieser beschrieb erstmals 1768 auch Unterschiede in der Entwicklung und im klinischen Verlauf des Krankheitsbildes vor und nach dem physiologischen Verschluss der Schädelnähte.

Zu dieser Zeit und auch in den folgenden Jahrzehnten bestand eines der wenigen therapeutisch angewandten Verfahren aus Schädelkompressionsverbänden und Gipsschalen, die ein überschüssiges Schädelwachstum bei den erkrankten Kindern eindämmen sollte. Bruns berichtete 1854 über diese Therapiemöglichkeiten und vor allem über die zum Teil letalen Konsequenzen, die sich daraus ergaben. Andere Therapiemaßnahmen bestanden in Diäten oder Medikamenten, von denen man annahm, dass sie die Liquorproduktion insgesamt herabsetzen würden wie Diuretika, Quecksilberpräparaten oder Laxantien. Allein die Wirkung von Acetazolamid war letztlich zur zeitweiligen Reduktion der Liquorproduktion geeignet.

Als Durchbruch in der operativen Therapiegeschichte des Hydrozephalus wird die erste dokumentierte Ventrikelpunktion angesehen, die im Jahr 1744 von Le Cat durchgeführt wurde. Le Cat legte sogentwickelnde Dochte in die Ventrikel ein und entwarf damit die erste externe Ventrikeldrainage, durch die eine symptomatische Behandlung des Hydrozephalus gewährt werden konnte. Dies war jedoch von katastrophalen Infektionskomplikationen begleitet, sodass erst mit der Entwicklung der Asepsis wirkliche Erfolge erzielt werden konnten.
Wernicke führte 1881 die erste Ventrikelpunktion mit einer Trokarnadel unter aseptischen Kautelen durch und entwickelte später sogar kontinuierliche externe Drainage-Systeme. [99]
1891 führte Quincke die serielle Lumbalpunktion und die Liquordruckmessung über ein Steigrohr ein und konnte damit bei transientem Hydrozephalus gute Erfolge erzielen. F. Krause gelang es schließlich 1911, externe Ventrikeldrainagen über acht Wochen liegen zu lassen. [52] Allerdings kam es auch hier durch das offene System früher oder später unweigerlich zu Infektionen.
Dem Namen Mikulicz kommt in diesem Rahmen ein besondere Bedeutung zu, da er als erster eine permanente Liquordrainage in Form eines geschlossenen Systems entwickelte, indem er 1893 einen Glaswolledocht entwickelte, der die Seitenventrikel mit dem Subarachnoidalraum und dem subgalealen Raum verband.
1895 schlug Gärtner zum ersten Mal ein System vor, das in der Theorie dem heute verwendeten sehr nahe kommt: die Liquordrainage in ein Niederdruck-System, wie das venöse oder lymphatische System oder die Bauchhöhle.
Nach diesem System leitete Kausch 1908 Liquor in die Peritonealhöhle ab, allerdings war dies selten von Erfolg gekrönt, da es sehr häufig zur Überdrainage kam, die fatale Folgen hatte.
Auch Heiles Versuche mit Liquorableitungen in den Pleuraspalt oder die Peritonealhöhle scheiterten 1914 aus Überdrainagegründen.

Payr verwendete 1908 als erster ein unidirektionales System, indem er sich Venenklappen zunutze machte und hetero- oder autologe Venen mit intakten Venenklappen zur Vermeidung eines Refluxes implantierte und so den Liquor vom Seitenventrikel in den subarachnoidal gelegenen Interhemisphärenspalt ableitete.

Ebenfalls 1908 führten Anton und Bramann zum ersten Mal den so genannten „Balkenstich" durch, bei dem durch das Corpus callosum hindurch eine Verbindung zwischen drittem Ventrikel und Interhemisphärenspalt geschaffen wurde.

Mit der „posterior ventriculostomy" entwickelte Dandy 1922 das erste Ventrikulostomie-Verfahren, das auch heute noch bei Aquaeduktstenosen durchführt wird, allerdings opferte Dandy dafür noch den Nervus opticus. [11]

Mixter führte schon 1923 Ventrikulostomien mittels einer Art Endoskop durch, Scarff und Stookey kombinierten die Perforation des Bodens des dritten Ventrikels mit einer Fenestrierung der Lamina terminalis und benutzten dafür einen transfrontalen Zugang („anterior ventriculostomy"). [82]

McNickle entwickelte schließlich 1947 das noch heute gültig Verfahren der „third ventriculostomy", bei dem man über ein präkoronares Bohrloch und über das Foramen Monroi zum Boden des dritten Ventrikels gelangt und dann durch eine Perforation desselben eine Liquorableitung in die präpontine Zisterne erreicht.

Mit der Kenntnis, dass der Ort der Liquorproduktion der Plexus choroideus ist, entwickelt Dandy 1918 ein neues, bis in die 50er Jahre angewandtes Therapieverfahren, indem er eine Exstirpation des Plexus choroideus vornahm. Putnam konnte mit diesem Verfahren in Tierversuchen auch durchaus Erfolge aufweisen, allerdings kam es sehr häufig zu einem Rezidiv des Hydrozephalus und auch die Letalität des Verfahrens war im Verlauf nicht zu vermindern, weshalb es schließlich nicht mehr verwendet wurde. [76]

1920 war es wiederum Dandy, der ein neuartiges Verfahren erprobte, indem er versuchte, den Aquaedukt bei Aquaeduktstenosen zu rekanalisieren und nannte es „third-fourth-interventriculostomy". 1949 versuchte Leksell, diese Rekanalisation mithilfe von Kunststoff- und Metallröhrchen vorzunehmen. [54]

Andere Verfahren wurden 1953 von Lazorthe („anteriorer ventriculo-callosaler Shunt" oder „transcallosal ventriculocisternostomy") und 1959 von Burmeister mit einer Katheterverbindung zwischen Ventrikel und suprachiasmatischer Zisterne entwickelt. [53]

1938 kam Torkildsen als erster auf die Idee, den internen Liquorraum (Seitenventrikel) mit dem externen (Zisterna magna) mittels eines Schlauches zu verbinden und konnte dieses Verfahren erfolgreich an einer großen Patientenanzahl reproduzieren. Diese „Torkildsen-Drainage" kam bis in die 60er Jahre zur Anwendung. [11] [93]

Die moderne Therapie des Hydrozephalus mit Shunts wurde 1949 von Frank Nulsen initiiert. Er erfand ein Kugel-Konus-Ventil, das mit einer Pumpkammer verbunden war. Eugen Spitz implantierte dieses Ventil noch im selben Jahr und verband es über einen Polyethylen-Katheter mit der Vena cava superior. [67]

1955 entwickelten Pudenz und Heyer ein teflonbeschichtetes Ventil, das mit transversalen Schlitzen versehen war und am distalen Ende des Katheters implantiert wurde, um einer retrograden Füllung des Katheters vorzubeugen. [75] (zur Funktionsweise der verschiedenen Ventiltypen s. Kap. 1.4.2)

1956 konstruierte John Holter ein Mehrfach-Schlitz-Ventil aus Silikon und konnte durch Verwendung dieses Stoffes für die breite Akzeptanz der Shunt-Therapie des Hydrozephalus sorgen. [38]

Eugen Spitz implantierte dieses Ventil erstmals 1956 und daraufhin begann die industrielle Produktion des „Spitz-Holter-Ventils", das bis heute im Wesentlichen unverändert hergestellt wird.

Das praktisch zeitgleich in Europa (Groningen, Niederlande) von Engelsman entwickelte Kugel-Konus-Ventil mit distalen Schlitzen wurde dagegen nur sechsmal von Sikkens implantiert. [85]

1958 entwickelte Schulte das von Pudenz und Heyer erfundene distal-slit-Ventil weiter, indem er es mit multiplen längsgerichteten Schlitzen versah. 1960 erfand Schulte dann das erste Membran-Ventil (zur Funktion s. Kap. 1.4.2.3).

Nachdem es bei der präkardialen Implantation in die obere Hohlvene immer wieder zu Komplikationen durch okkludierende Blutkoagel kam, wurde 1958 von Ames ein distal-slit-Ventil vorgestellt, das zur ventrikuloperitonealen Implantation vorgesehen war. [4]

Raimondi optimierte dieses Ventil in den 70er Jahren und machte es unter dem Namen „Raimondi-Uni-Shunt" bekannt.

Letztlich wurden also alle Grundlagen der auch heute noch gängigen Ventilarten innerhalb weniger Jahre entwickelt und der Durchbruch der Shunt-Therapie in den 50er und 60er Jahren ließ andere Verfahren in Vergessenheit geraten.

Dies änderte sich erst wieder, als neue endoskopische Geräte entwickelt wurden, die auch in der Neurochirurgie Verwendung finden konnten. Den ersten Schritt zur Entwicklung moderner Endoskope machte 1959 Hopkins und Guiot bereitete 1963 den intraventrikulären endoskopischen Verfahren den Weg. [33]

1973 wurden von Fukushima die Fiberendoskope entwickelt, allerdings dauerte es noch weitere 20 Jahre, bis die Endoskopie über einen adäquaten technischen Standard für neurochirurgische Verwendungszwecke verfügte. [101]

Dann aber konnten die 1947 von McNickle entwickelte „third ventriculostomy" und auch die von Dandy 1920 und Leksell 1949 eingeführte Aquaeduktoplastie auf minimal-invasivem Wege durchgeführt werden und stellen bis heute in manchen Fällen des Okklusivhydrozephalus eine Alternative zum Shunt dar. Bei diesen Verfahren liegt die Rate schwerer Komplikationen ähnlich hoch wie bei der Shunt-Therapie, und auch bei der Shunt-Therapie ist man trotz Weiterentwicklung der Ventilgrunddesigns in Form von Anti-Siphon-Devices [74] oder des Orbis-Sigma-Ventils [81] und schließlich modernster Ventildesigns wie gravitationsgestützten oder programmierbaren Ventilen noch weit davon entfernt, von einer komplikationsarmen Therapie reden zu können.

1.4 Grundlagen der Ventilfunktion

1.4.1 Hydrodynamische Grundlagen

Da Liquorshunts letztlich auf einer rein physikalisch-mechanischen Wirkung beruhen, ist das Verständnis einiger physikalischer Grundlagen zum Verständnis der Shuntfunktion unabdingbar. So spielen vor allem Druck, Fluss und Widerstand eine übergeordnete Rolle und müssen bei der Herstellung neuer Ventile in jeder Hinsicht mit einbezogen werden.
Die wichtigsten Parameter sollen in diesem Kapitel erläutert und, wo es möglich ist, der Bezug zur Hydrozephalustherapie mit Shunts hergestellt werden.

1.4.1.1 Druck

Die Definition des Drucks **P** ist die Kraft **F** pro Fläche **A**. Die Kraft **F** wiederum wird definiert durch die Masse **m** mal der Erdbeschleunigung **g**. Die Masse einer Flüssigkeit errechnet sich durch ihr Volumen **V** mal ihrer Dichte **ρ**.
Wenn Flüssigkeit Inhalt eines zylindrischen Gefäßes ist, ist ihr Volumen **V** das Produkt aus der Bodenfläche **A** des Zylinders mal seiner Höhe **h**, woraus für den Druck **P** das Produkt der Höhe **h**, der Dichte **ρ** und der Erdbeschleunigung **g** resultiert.

$$P = F / A$$
$$= (m \times g) / A$$
$$= (V \times \rho \times g) / A$$
$$= (A \times h \times \rho \times g) / A$$
$$= (h \times \rho \times g)$$

Da die Dichte von Wasser (1 g/ml) und die Erdbeschleunigung konstant sind, ist der Druck der Wassersäule direkt proportional zu ihrer Höhe. Liquor von physiologischer Zusammensetzung hat die gleiche Dichte wie Wasser.
Dem hydrostatischen Druck kommt in der Shunttherapie eine besondere Bedeutung zu. Unter normalen Bedingungen, d.h. ohne Hydrozephalus und ohne Shunt, liegt der physiologische intraventrikuläre Druck (IVP) im Liegen beim Menschen bei +5 bis +10 cm H_2O. Im Stehen beträgt er normalerweise 0 bis -10 cm H_2O.
Bei einem ventrikuloperitonealen Shunt ergibt sich zwischen liegender und stehender Position des Patienten eine jeweils unterschiedliche Höhe der Flüssigkeitssäule. Daraus resultiert auch eine Druckveränderung. In liegender Position liegen Ventrikelsystem (Einlassöffnung des Ventrikelkatheters) und Peritonealhöhle (Auslassöffnung des Peritonealkatheters) idealerweise

auf einer Höhe, sodass sich die Druckdifferenz nur aus dem unterschiedlichen Druck im Ventrikelsystem und der Peritonealhöhle ergibt.

Dagegen entsteht in aufrechter Position zusätzlich ein hydrostatischer Druck der Flüssigkeitssäule des Liquors im Katheter zwischen Bauchraum und Ventrikelsystem. Der resultierende Differenzdruck ist in aufrechter Position deutlich höher als im Liegen, also fließt im Stehen mehr Liquor ab als unter physiologischen Bedingungen und es entsteht ein intrakranieller Unterdruck. (s. Abbildung 3)

Aus diesem Pathomechanismus ergibt sich die viel diskutierte und komplikationsimplizierende „Überdrainage". Eine Überdrainage tritt dann auf, wenn z.b. durch den hydrostatischen Druck zu viel Liquor abfließt und so ein negativer intrakranieller Druck entsteht.

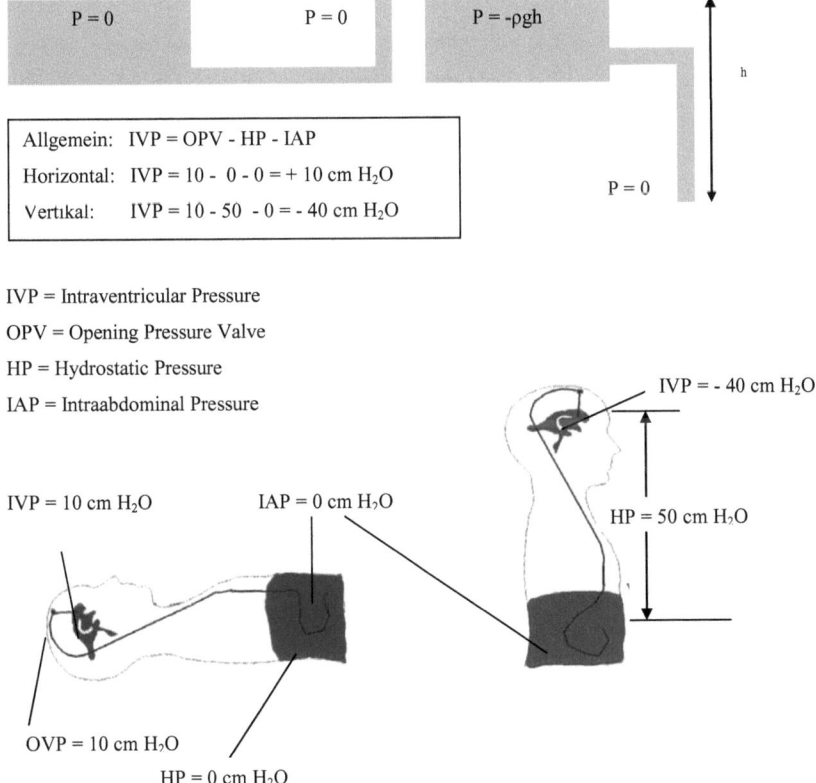

liegender Patient	stehender Patient
Intraabdomineller Druck: 0 cm H_2O	Intraabdomineller Druck: 0 cm H_2O
Ventilöffnungsdruck: 10 cm H_2O	Ventilöffnungsdruck: 10 cm H_2O
Hydrostatischer Druck: 0 cm H_2O	Hydrostatischer Druck: 50 cm H_2O
resultierender Hirndruck: 10 cm H_2O	**resultierender Hirndruck: - 40 cm H_2O**

Abbildung 3: Berechnung des resultierenden Hirndrucks in verschiedenen Körperpositionen

1.4.1.2 Fluss

Der Fluss ist die Menge an Flüssigkeit, die einen bestimmten Punkt pro Zeiteinheit passiert, definiert als Volumen pro Zeiteinheit, z.B. ml/min. Der Fluss kann laminar oder turbulent sein. In einem Shunt-Katheter besteht ein Unterschied zwischen dem katheterwandnahen und dem katheterzentralen Fluss. In der Mitte des Lumens ist die Flussgeschwindigkeit am höchsten, am Rand am langsamsten. Um die Flussgeschwindigkeit zu bestimmen, werden diese unterschiedlichen Geschwindigkeiten gemittelt.

An Engstellen, wie zum Beispiel dem Ventil in einem Shunt, ist die Strömung turbulent, was wesentlich zu dem Gesamtwiderstand eines Shunts beiträgt.

1.4.1.3 Widerstand

Widerstand ist definiert als Druck pro Volumen pro Zeiteinheit, z.B. mmHg/ml/min.

Ein Widerstand setzt sich aus vielen Teilkomponenten zusammen, dem Durchmesser des Katheters, der Geometrie des Ventils, dem Vorhandensein von turbulenten Strömungen, der Viskosität der Flüssigkeit usw.

Druck, Fluss und Widerstand sind alle in einer Gleichung zusammengefasst und somit unmittelbar voneinander abhängig: **Q = ΔP / R** (Q = Fluss, ΔP = Druckdifferenz, R = Widerstand). Je größer die Druckdifferenz und je geringer der Widerstand, desto größer ist der Fluss. Die Flussstärke in einem Shuntkatheter ist im Grunde die Flussstärke in einem Rohr für eine laminare Strömung, wie es im Hagen-Poiseuille-Gesetz festgelegt ist:

Q = $\pi r^4 \Delta P/8\eta$ oder R = $8l\eta/\pi r^4$ (l = Länge des Rohrs, η = Viskosität, r = Radius des Rohrs). Hieraus lässt sich erkennen: je größer der Radius und je kürzer der Katheter, desto größer ist die Flussstärke in dem Katheter.

So lässt sich der Widerstand eines Shunt am ehesten in einer Differenzdruck-Fluss-Kurve ausdrücken: Der Widerstand ist jeweils die Steigung an jedem Punkt der Geraden.

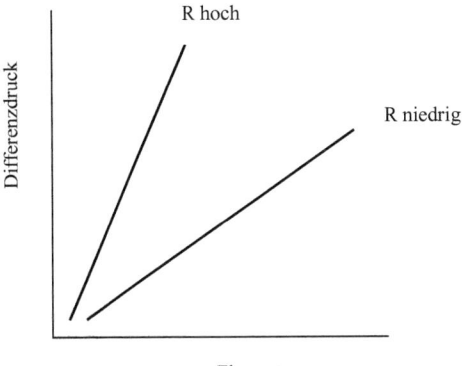

Abbildung 4: Abhängigkeit des Widerstands von Druck und Fluss

1.4.1.4 Viskosität

Viskosität ist der Widerstand, den eine Flüssigkeit gegenüber Scherkräften bietet. Sie ist ein Maß für die Zähflüssigkeit einer Flüssigkeit. Für Liquorshunts ist die Viskosität in zweierlei Hinsicht wichtig:

a) sie ist temperaturabhängig: je höher die Temperatur, desto dünnflüssiger wird eine Flüssigkeit.

b) sie ist als Widerstandsmaß (im Hagen-Poiseuille-Gesetz ist die Viskosität η dem Widerstand R linear) besonders zu beachten an den Engstellen eines Ventils.

Man sollte also, um Ventile in vitro zu testen, dies in jedem Fall bei Körpertemperatur tun, denn allein die Temperaturerhöhung von 20 auf 37 °C bringt eine Erhöhung der Flussrate um 30 % mit sich. [9]

1.4.1.5 Compliance

Als Maß für die Dehnbarkeit eines Gewebes C (= Compliance) gilt die durch eine Volumenzunahme ausgelöste Drucksteigerung:

$C = \Delta V / \Delta P$

Besonders dehnbare Strukturen besitzen eine hohe Compliance, besonders steife Strukturen zeigen niedrige Werte.

Bezogen auf das Hirngewebe verläuft die Druck-Volumen-Kurve am Anfang flach, selbst große Volumenzunahmen führen nur zu einem geringen Anstieg des Hirndrucks, die Compliance ist hoch.

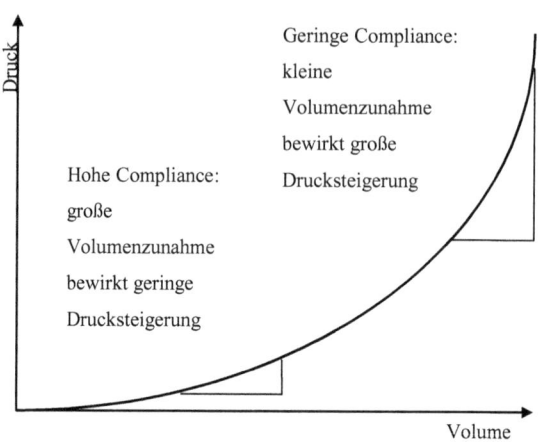

Abbildung 5: Abhängigkeit der Compliance von Druck und Volumen

Ab einem bestimmten Wendepunkt kann das Gehirn Volumenzunahmen nicht mehr gut tolerieren, die Compliance wird geringer und es entsteht eine typische Hirndrucksymptomatik.

1.4.1.6 Besonderheiten der Liquorströmungsdynamik im menschlichen Körper

Der Druck des Liquors ist mittelbar abhängig vom atmosphärischen Druck und beträgt in der liegenden Position bezogen auf die Höhe des Foramen Monroi 12 - 18 cm H_2O für den Erwachsenen.

Der intrakranielle Druck ist vom arteriellen Puls und der Atmung abhängig. Die wellenförmige Druckkurve folgt dem arteriellen Puls, allerdings mit sehr viel kleineren Amplituden und ist von den Atemexkursionen überlagert.

Der konstante Fluss vom Ort der Produktion im Plexus choroideus zu den Resorptionsstellen in den Granulationes arachnoidales beträgt ca. 3 ml/min. Dieser konstante Fluss wird ebenfalls vom arteriellen Puls im Sinne einer Vorwärts-Rückwärts-Bewegung überlagert.

1.4.2 Verschiedene Ventilmechanismen

Ein ventrikuloperitonealer Liquorshunt schafft eine Verbindung zwischen dem internen Liquorraum und der Peritonealhöhle. Der Shuntkatheter besteht meistens aus einem Silikonschlauch. Zwischengeschaltet ist ein Ventil, das den Liquorfluss so regulieren soll, dass nur bei pathologisch erhöhtem Druck Liquor abfließt.

Hierfür gibt es zwei Kontrollmechanismen: Druckregulation und Flussregulation.

1.4.2.1 Druckregulation

Ein druckregulierender Mechanismus versucht definitionsgemäß, unabhängig von der Flussrate, ständig denselben Druck aufrecht zu erhalten.

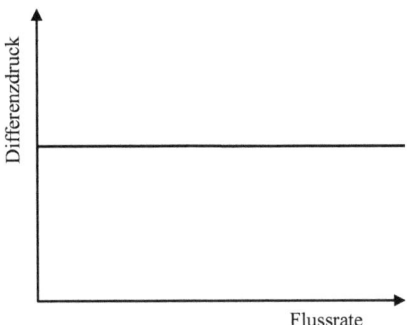

Abbildung 6: Druckregulation

Diese Funktion wird durch viele Ventilarten erreicht: Schlitzventile, Schnabelventile, Membranventile und Kugel-Konus-Ventile (s. Kap. 1.4.2.3). Obwohl die Mechanismen physikalisch durchaus unterschiedlich sind, ist der Effekt der gleiche: Wenn der Differenzdruck über dem Shunt größer wird, öffnet sich der Mechanismus, und der Querschnitt der Öffnung, durch die der Liquor fließt, wird größer, sodass letztlich nur die Flussrate, aber nicht der Differenzdruck, verändert wird. [26]

1.4.2.2 Flussregulation

Der Mechanismus der Flussregulation funktioniert genau gegensätzlich zum Druckregulationsmechanismus. Je größer der Differenzdruck über der Öffnungsfläche ist, desto kleiner wird diese, um einen konstanten Fluss aufrecht zu erhalten. (s. Abbildung 7)

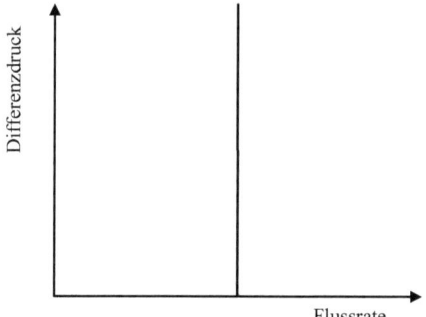

Abbildung 7: Flussregulation

Häufig werden verschiedene Mechanismen in einem Ventil kombiniert. Dabei muss man sich immer vor Augen halten, dass auch der Ventrikelkatheter, der Peritonealkatheter bzw. zwischengeschaltete Katheterstücke mit ihren Öffnungs- und Austrittsflächen einen eigenen Widerstand bilden, sodass sich der Öffnungsdruck des Gesamtsystems aus der Summe der hintereinander geschalteten Widerstände errechnet.

1.4.2.3 Standard-Differenzdruck-Ventile

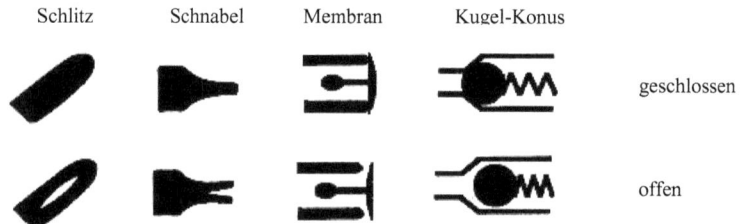

Abbildung 8: Verschiedene Ventilmechanismen

Basierend auf den zwischen 1949 und 1960 entwickelten Grundtypen von Hydrozephalusshunts wurden bis heute über 200 verschiedene Ventilkonstruktionen entwickelt.

Schlitzventile (proximal / distal) und Schnabelventile

Der Unterschied "proximal - distal" gibt lediglich an, wo im Gesamtverlauf des Shunts der eigentliche Ventilmechanismus sitzt. Mit proximal meint man eine im oberen Teil des Shunts gelegene Lokalisation der Schlitze, mit distal eine am unmittelbaren Ende des Shunts.

Das distale Schlitzventil wird durch einen Silikon-Schlauch gebildet, bei dem sich kurz vor dem unteren Ende in der Seite des Schlauchs Einschnitte im Silikon befinden. Liegt kein hoher Druck an, so sind die Lippen dieses Silikonschlitzes fest aneinander liegend: das Ventil ist geschlossen. Bei einer Druckerhöhung öffnet sich der Schlitz. Die Lippen des Silikonschlitzes treten auseinander und geben damit eine Öffnung frei, durch die der Liquor austreten kann.

Das proximale Schlitzventil hat als wesentliche Funktionseinheit eine vorgewölbte Silikonmembran, die ebenfalls wieder einen Schlitz aufweist. Die Funktionsweise ist analog der des distalen Schlitzventils.

Bei den Schlitzventilen gibt es eine Unterscheidung gemäß der Bauart des Schlitzes: es gibt einfache (lineare Schlitze) oder Kreuzschlitze sowie einen schnabelartigen Aufbau. Hinsichtlich der eigentlichen Funktion und der Bewertung dieser Ventile ist dies jedoch unerheblich.

Membranventile

Die Membran besteht aus Silikon und ist sehr flexibel und leicht zu deformieren. Im geschlossenen Zustand des Ventils liegt die Membran der Ventilöffnung an. Durch diese Position der Membran wird der Liquordurchfluss gestoppt. Wird jedoch auf diese Membran ein bestimmter Druck ausgeübt, so deformiert sie sich und lässt den Liquor passieren. Damit sind die Flexibilität und die Vorspannung der Membran verantwortlich für den Öffnungsdruck des Ventils.

Kugel-Konus-Ventil

Bei diesem Ventil verschließt eine Kugel die Liquorpassage durch das Ventil. Die Kugel wird dabei von einer Feder in einen Metallkonus gepresst. Die Kraft, mit der die Feder die Kugel in den Konus presst, bestimmt den Öffnungsdruck des Ventils. Ist die Druckdifferenz über den Ventilenden höher als der Anpressdruck der Feder, so öffnet sich das Ventil. Diese Ventilkonstruktionen arbeiten in der Regel sehr präzise.

Probleme der vorgestellten Ventile

Bereits sehr früh war klar, dass mit diesen Ventilen dem Hydrozephalus zwar der Schrecken der Untherapierbarkeit genommen war, da erstmals eine effektive Behandlung möglich wurde. Genauso früh war aber auch klar, dass die Arbeitsweise dieser einfachen Differenzdruckventile keine Rücksicht darauf nahm, wie der Körper im Raum ausgerichtet war. So führen all diese Ventile bei aufrechter Haltung des Patienten durch den hydrostatischen Druck (s.o.) zwangsläufig zu einer überschießenden Liquordrainage (Überdrainage). Werden diese Ventile jedoch zusammen mit einem die Überdrainage verhindernden Zusatzventil kombiniert, so können sie auch heute noch verwendet werden.

Neben diesen vorgenannten vier Grundtypen von Ventilen wurden seit den 70er Jahren zunehmend weitere Shunttechnologien entwickelt. Primäres Ziel dieser Entwicklung war es, das Problem der Überdrainage in den Griff zu bekommen. Es wurden hierbei verschiedene Wege beschritten.

1.4.2.4 Hydrostatische Ventile

Als hydrostatisches Ventil bezeichnet man jedes Ventil, das seine physikalischen Kenngrößen (Öffnungsdruck etc.) in Abhängigkeit von der Lage des Körpers verändert. Man unterscheidet zwei Untergruppen der hydrostatischen Ventile: Anti-Siphon-Ventile und Schwerkraftventile.
Bei den Schwerkraftventilen (s. Kap. 1.4.2.4.1) benutzt man die Folgen des Einflusses der Schwerkraft auf ein bestimmtes mechanisches, frei bewegliches Bauteil des Ventils, um die Eigenschaften des Ventils zu ändern. Bei den Anti-Siphon Ventilen verfolgt man die Idee, dass eine elastische Membran bei drohender Überdrainage durch den dadurch entstehenden Sog in ihrer Form so verändert wird, dass der weitere Liquorfluss gebremst wird bzw. erst möglich ist, wenn jeglicher Sog im Shunt fehlt.

1.4.2.4.1 Antisiphon-Ventile

Das Anti-Siphon-Device (ASD) ist der Prototyp aller Antisiphon-Ventile. Das Funktionsprinzip beruht darauf, dass beim aufrecht stehenden Menschen ein Sog im Schlauchsystem des Shunts entsteht. Eine elastische Membran wird durch den Sog nach innen gesogen und kommt dabei an einem nicht elastischen Bauteil zu liegen. Dadurch wird der Durchfluss durch das Shuntsystem unmöglich. Erst wenn kein Sog mehr im Schlauchsystem vorliegt, z.B. in liegender Position oder wenn der intraventrikuläre Druck den hydrostatischen überwiegt, bewegt sich die äußerst elastische Membran in ihren Ausgangszustand zurück und gibt den Liquorabflussweg wieder frei.

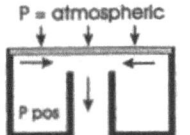 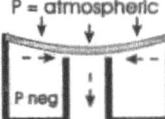

Abbildung 9: Funktionsweise von Anti-Siphon-Devices

1.4.2.4.2 Schwerkraftventile (Gravitationsventile)

Die Schwerkraftventile werden in 2 Untergruppen eingeteilt: den Switcher Typ und den Counterbalancer Typ.

Switcher

Dem Switcher-Ventil-Typ liegt der Gedanke zu Grunde, dass ein Patient im Stehen einen völlig anderen Ventilöffnungsdruck benötigt als im Liegen. Man könnte auch sagen, dass ein Patient, je nachdem in welcher Lage sich sein Körper befindet, ein anderes Ventil benötigt. Dieser Gedanke wird mit dem Switcher-Typ realisiert. In einem Gehäuse befinden sich 2 Ventile mit einem unterschiedlichen Öffnungsdruck. Je nachdem, in welcher Position sich der Körper befindet, wird das für die jeweilige Position richtige Ventil aktiviert.

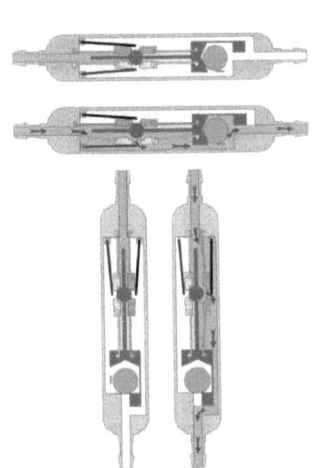

Liegen:
oben: geschlossen
unten: offen

Stehen:
links: geschlossen
rechts: offen

Abbildung 10: Das Miethke Dual-Switch-Ventil

Beim Miethke Dual-Switch-Ventil (DSV) zum Beispiel sind 2 Ventile, - ein Hochdruckventil für die stehende Position und ein Niederdruckventil für die liegende Position -, in einem Gehäuse untergebracht. Zwischen beiden Ventilen schaltet eine Tantalkugel (grün dargestellt) um. Im Liegen ist, sobald der Differenzdruck die Federkraft der dünnen (roten) Feder überwindet, nur das Niederdruckventil mit der schwächeren dünnen Feder (rot) aktiviert, da das Hochdrucksystem durch die stärkere schwarz Feder verschlossen bleibt. Im Liegen verschließt die Tantalkugel den Konus nicht und bietet dem fließenden Liquor keinen Widerstand.

Im Stehen dagegen folgt die Tantalkugel der Schwerkraft und verschließt den Abflusskanal des Liquors aus dem Niederdruckventil. Nur die Seite des Hochdruckventils bleibt dem Liquor, um fließen zu können. Dieses ist möglich, sobald durch die Summe aus intraventrikulärem und hydrostatischem Druck die Federkraft (schwarz dargestellt) des Hochdruckventils überwunden wird.

Bewegt sich der Patient von der liegenden in die aufrechte Position, kippt bei ca. 70 ° die Tantalkugel und verschließt den Ausgang des Niederdrucksystems. Begibt sich der Patient von der aufrechten in die liegende Position, kippt die Tantalkugel wiederum bei 70 ° aus dem Konus heraus und gibt den Weg für das Niederdrucksystem frei.

Counterbalancer

Das Gravitationsventil vom Counterbalancer-Typ (s. Abbildung 11) ist ein Ventil, das in Serie zu einem Hauptventil (Kugel-Konus-Ventil) geschaltet wird.

Liegt der Patient, so gibt die Kugel die Liquorpassage frei und der Liquorfluss wird nur vom Hauptventil gesteuert (s. Abbildung 11). Steht der Patient auf, so fällt die Kugel in den Konus. Damit ist der Konus für die Liquorpassage verschlossen. Das Gewicht der Kugel entspricht dem Gewicht der Wassersäule, die im proximalen Shunt steht, wenn ein Patient sich vollständig aufrichtet. Ist der Differenzdruck über den Ventilenden jedoch größer als das Gewicht der Kugel und als die Federkraft am Hauptventil, so wird die Kugel aus dem Konus gehoben und es kann Liquor auch im Stehen fließen. Diese Konstruktion kennt nicht nur zwei Zustände (aufrecht stehend / flach liegend), sondern kompensiert den hydrostatischen Druck, egal in welchem Winkel zur Senkrechten sich der Patient befindet. Dies geschieht dadurch, dass die als Gegengewicht dienende Gewichtskugel nicht vollständig aus dem Konus fallen, sondern auch nur in begrenztem Umfang aus dem Konus kippen kann. Damit erlangt man eine analog funktionierende Kompensation des hydrostatischen Drucks.

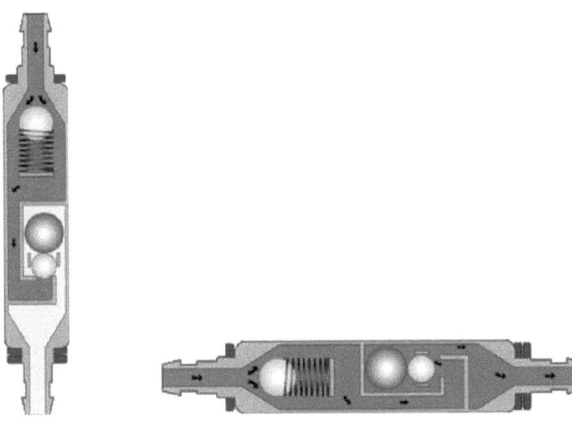

Funktion stehend   Funktion liegend

Abbildung 11: Counterbalancer: das Miethke-GAV

1.4.2.5 Verstellbare Differenzdruckventile

Bei diesen Ventilen kann der Öffnungsdruck, d.h. die Druckdifferenz, die überschritten werden muss, um einen Liquorfluss zuzulassen, durch ein extern auf die Haut aufgebrachtes magnetisches Steuergerät verändert werden.

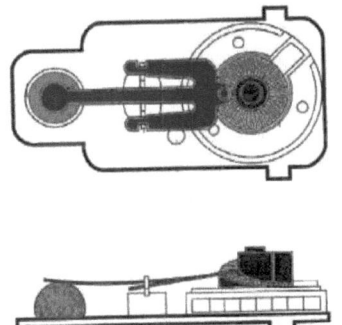

Abbildung 12: Verstellbare Differenzdruckventile: Codman-Hakim-Ventil

Abbildung 12 stellt den Aufbau des verstellbaren Codman-Hakim-Ventils dar. Auf einer wendeltreppenartigen Helix, die um ihr eigenes Zentrum rotiert, liegt eine Blattfeder auf. Durch ein perkutan aufgebrachtes rotierendes Magnetfeld kann die Vorspannung der Blattfeder, die wiederum einen Kugel-Konus Mechanismus bedient, und damit der Ventilöffnungsdruck variiert werden.

Ein Hauptproblem der einstellbaren Ventile vom Codman-Hakim-Typ besteht darin, dass sie sich auch durch externe Magnetfelder (z.B. MRT) unbeabsichtigt verstellen, sodass nach jedem MRT eine erneute Kontrolle der Ventileinstellung erfolgen muss.

Ein weiteres damit verbundenes Problem sind die meist nur durch ein konventionelles Schädel-Röntgenbild durchführbaren Kontrollen des Ventilöffnungsdrucks. So muss jedem MRT eine Röntgen-Kontrolle folgen, was zu einer nicht unerheblichen Strahlenbelastung des Patienten führt.

1.4.2.6 Flussgesteuerte Ventile

Im Gegensatz zu den Differenzdruckventilen existieren, wie in Kap. 1.4.2.2 angedeutet, ebenfalls Ventile, die flussgesteuert sind. Dieser Typ wird auch als "selbst-regulierende" Ventile bezeichnet.

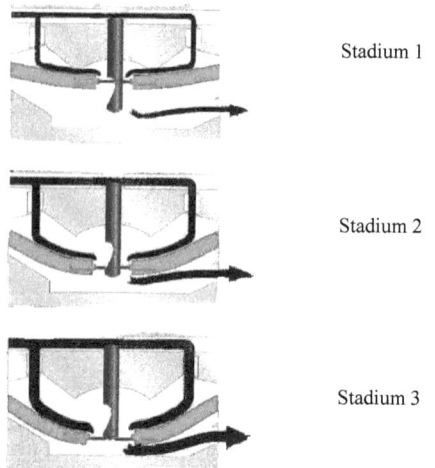

Abbildung 13: Funktionsweise flussgesteuerter Ventile (Orbis-Sigma-Ventil)

Flussgesteuert bedeutet, dass, unabhängig vom Differentialdruck über den Shunt-Enden, die pro Zeiteinheit drainierte Liquormenge konstant gehalten wird. Dies wird dadurch erreicht, dass die Öffnung in einer elastischen Membran durch einen Stößel (lila) mehr oder weniger eingeengt wird. Bei niedrigem Differentialdruck (Stadium 1, s. Abbildung 13) befindet sich die Membran (grün dargestellt) in einer Position, wo der Durchmesser des Stößels sehr schmal ist. Der Abflusswiderstand des Ventils ist damit gering. Richtet sich der Patient auf, so steigt der

Differentialdruck über den Shunt-Enden um den Betrag des hydrostatischen Drucks an. Hierdurch wird die Membran nach unten ausgelenkt. Sie steht dann in einer Höhe, wo der Stößel seinen maximalen Durchmesser hat. Das Lumen, das dem Liquor (blau dargestellt) zum Durchfluss dient, wird dadurch deutlich verringert. Damit steigt der Abflusswiderstand des Ventils deutlich an (Stadium 2, s. Abbildung 13). Hieraus ergibt sich dann, dass, trotz des Anliegens eines höheren Differentialdrucks, die Liquormenge pro Zeiteinheit, die durch den Shunt fließen kann, praktisch unverändert ist im Vergleich zu einer Situation, in der ein geringerer Differentialdruck vorliegt.

Bei einer weiteren Steigerung des Differenzdrucks durch z.b. eine Hirndrucksteigerung tritt Stadium 3 (s. Abbildung 13) als so genanntes Notfall-Stadium in Kraft, in dem die Membran noch weiter nach unten ausgelenkt wird und den Weg für die Liquorpassage in lebensbedrohlichen Hirndrucksituationen wieder vollständig freigibt.

1.4.3 Komplikationen einer Shunttherapie

Die meisten Studien berichten bei langer Nachbeobachtung über eine absolute Anzahl von Komplikationen von wenigstens 15 - 20 %. [15] [16] [19]Die drei Komplikationen, die im Wesentlichen für diese hohen Komplikationsraten verantwortlich sind, sind Infektionen und die Unter- oder Überdrainage.

1.4.3.1 Unterdrainage

Ausdruck der unterdrainagebedingten Fehlfunktion des Shunts ist die fehlende oder mangelhafte klinische Verbesserung des Patienten. Es kann sogar eine Verschlechterung des Beschwerdebildes auftreten. Parallel zeigt sich in der CT-Kontrolle keine bzw. eine ungenügende Rückbildung oder sogar eine Zunahme der Ventrikelweite. Die Ursache der Unterdrainage z.B. eine Okklusion aufgrund eines Blutclots oder Zelldetritus, eine Fehlplatzierung des Ventrikel- oder Peritonealkatheters oder eine Knickbildung (Kinking) des Katheters sein. Die Ursache kann aber auch „funktionell" sein, z.B. durch die Wahl einer zu hoch gewählten Druckstufe des Ventils, jedoch sollte auch eine abdominelle Druckerhöhung z.B. bei adipösen Menschen in Erwägung gezogen werden.

1.4.3.2 Überdrainage

Wie in Kap. 1.4.1.1 beschrieben, benötigt man, abhängig von der Position des Körpers, einen jeweils um den Betrag des hydrostatischen Drucks höheren Öffnungsdruck im Ventil. Ist dies nicht der Fall, kommt es zu einer Überdrainage, also dem unphysiologisch vermehrten Abfluss von Liquor.

Folgen der Überdrainage sind das sog. Überdrainage-Syndrom, subdurale Ergüsse (Hygrome), subdurale Hämatome und das Schlitzventrikel-Syndrom.

Beim Überdrainage-Syndrom leiden die Patienten in aufrechter Körperposition unter Kopfschmerzen, Übelkeit, Schwindel und anderen Beschwerden, die z.T. denen bei einer Hirndrucksteigerung auftretenden Symptomen ähnlich sind. Die Tatsache, dass diese Beschwerden charakteristischerweise nur beim Aufstehen einsetzen und, wenn die Patienten sich hinlegen, wieder nachlassen, also orthostatisch bedingt sind, ermöglicht die Abgrenzung zur Hirndrucksteigerung.

Subdurale Ergüsse oder Hämatome entstehen im Rahmen einer Überdrainage dadurch, dass ein Unterdruck im Gehirn entsteht und sich konsekutiv der subdurale Raum vergrößert. Dieser wird dann mit Liquor (Hygrom) oder, wenn im Rahmen des "Kollapses" des Gehirns bei der Verringerung des Ventrikelvolumens Brückenvenen einreißen, auch mit Blut angefüllt (Hämatom).

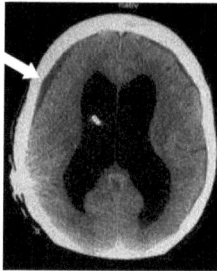

Abbildung 14: Cranielles Computertomogramm mit dem Bild eines Hygroms bei Überdrainage

Das Schlitzventrikel-Syndrom kommt eher bei Kindern als bei Erwachsenen vor.

Ein Patient entwickelt im Stehen eine Überdrainage, es entsteht ein Sog im Ventrikelkatheter mit konsekutiv engen, schlitzförmigen Ventrikeln. Das Gewebe, das die Ventrikelwand auskleidet, wird in die Löcher des Ventrikelkatheters eingesogen und verschließt sie. Es kann also kein Liquor mehr über den Shunt abfließen. Nach einer gewissen Zeit steigt der intrakranielle Druck, die Ventrikel erweitern sich und durch den erhöhten Druck öffnen sich die Löcher im Ventrikelkatheter wieder. Dabei gibt das Gewebe der Ventrikelwand die Löcher des Ventrikelkatheters wieder frei. Im letzten Stadium des Schlitzventrikelsyndroms sind die Gewebeanteile in den Löchern des Ventrikelkatheters so fest eingesogen, dass sie sich auch bei einer Hirndruckerhöhung nicht mehr heraus bewegen. Der Shunt ist nun irreversibel verstopft. Hirndruck mit all seinen Folgen entsteht.

Im CT oder MRT sieht man jedoch meist völlig normale Verhältnisse, die Ventrikel erscheinen also eher zu eng oder normalweit, da die Ventrikelwände durch verschiedene Faktoren so sehr versteift sind, dass sich auch bei einem sehr hohen Hirndruck die Hirnkammern nicht mehr erweitern.

Meist kann man chronische oder manifeste Überdrainageprobleme nur dadurch beherrschen, dass man Schwerkraftventile oder auch eine zusätzliche Anti-Siphon-Einheit einsetzt. Ist bereits ein konventionelles Differenzdruckventil implantiert, so kann dazu eine zusätzliche Gravitationseinheit verwendet werden. In anderen Fällen kann es notwendig werden, das existierende Ventil durch ein Schwerkraftventil zu ersetzen.

1.4.3.3 Shuntinfektion

Infektionen treten durchschnittlich in 5 % der Fälle auf. Die Rolle der prophylaktischen Antibiotikagabe zur Vermeidung von Infektionen ist noch nicht endgültig geklärt.
Die Konsequenzen einer Shuntinfektion können sehr unterschiedlich sein. Am schlimmsten ist die Fortleitung der Infektion mit Entzündung der Meningen oder innerer Organe. Dies geschieht in der Regel nicht unmittelbar, sondern kann sich im Verlauf eines längeren Bestehens einer solchen Infektion ausbilden. Ein infizierter Shunt muss daher explantiert, und ein neues Ventil bzw. eine neue Drainage kann erst wieder implantiert werden, wenn die Infektion gänzlich ausgeheilt ist.
Eine typische Folge einer Infektion eines Shunts kann auch sein, dass sich in der Bauchhöhle Pseudozysten ausbilden. Dabei verklebt die Außenhaut einiger Darmschlingen miteinander und bildet dann um das Ende des Peritonealkatheters eine Art Hohlraum, aus dem der Liquor mit der Zeit nicht mehr abfließen kann. Der Shunt ist funktionell verstopft. Es bleibt nur die Revisionsoperation, bei der man meist den peritonealen Katheter durch einen atrialen Katheter ersetzen muss.

1.4.3.4 Andere Komplikationen

Grundsätzlich handelt es sich bei einem Shunt um ein mechanisches Bauteil, das einer Materialermüdung unterliegt. Darüber hinaus können Shunts verstopfen, da die Katheter meist nur einen inneren Durchmesser von durchschnittlich 1,1 – 1,2 mm haben [9] und auch in den Ventilen selbst gibt es Stellen, in denen das der Liquordrainage dienende Lumen nur wenigen Mikrometern entspricht. Hier können sich Eiweiße, die sich im Liquor befinden, oder auch andere Gewebeanteile ablagern. In diesen Fällen muss dann das verstopfte Teil ausgetauscht werden. Sind die Katheter an zwei Punkten sehr fest fixiert, so können sie auch an Schwachstellen des Shunts auseinander reißen (Diskonnektion). Solche Schwachstellen sind immer Konnektoren, die der Verbindung von zwei Schläuchen eines Shunts dienen.

Selten kann es auch unmittelbar nach Implantation des Shunts zur Fehllage von Katheteranteilen kommen. Zum Beispiel kann ein Bauchschlauch durch heftige Hustenattacken in der Zeit unmittelbar nach Implantation aus der Bauchhöhle herausgepresst werden und liegt dann im Unterhautfettgewebe.

Silikon ist ein in der Medizin sehr häufig verwendeter Stoff, da er sich normalerweise inert verhält. Allerdings kann es dennoch zu lokalen Hautirritationen bis hin zur Hautnekrose an der Haut über den Implantaten kommen. Auch Reizungen innerer Organe kommen als Reaktion auf das Fremdmaterial vor.

1.4.4 Anforderungen an einen Shunt

Idealerweise sollte ein Liquorshunt die physiologische Liquorzirkulation aufrechterhalten. Die Menge an abgeleitetem Liquor sollte annähernd proportional der positiven Druckdifferenz zwischen dem intraventrikulären Druck und dem Druck im Sinus sagittalis sein. Bei einer negativen Druckdifferenz sollte der Fluss sistieren. Eine vollständige Imitierung dieses Mechanismus ist unrealistisch, schon allein deshalb, weil die meisten Liquorshunts den Liquor in die Peritonealhöhle oder in den rechten Herzvorhof drainieren und nicht in den Sinus sagittalis. Daher ist die Druckdifferenz bestimmt durch den Druck am Einlass (Ventrikel) und dem Druck am Auslass (peritoneal oder atrial) des Shunts.

Andere Anforderungen an einen Shunt sind:

- Der Widerstand eines offenen Shunts zusammen mit dem natürlichen Abflusswiderstand des Liquors, der beim Hydrozephalus normalerweise erhöht ist, sollte insgesamt nahe am physiologischen Abflusswiderstand sein.
- Der Fluss sollte unter konstanten Druckverhältnissen ebenfalls konstant bleiben.
- Der Fluss durch den Shunt sollte nicht von der Körperposition im Raum, von der Körpertemperatur, vom externen Umgebungsdruck oder der pulsatilen Liquordruck-Komponente abhängig sein. (s. Kap. 1.4.1.6)
- Unter den oben genannten Bedingungen sollten der Öffnungs- und der Verschlussdruck, also der Druck, wo der Fluss beginnt bzw. sistiert, konstant bleiben.
- Entgegengesetzter Fluss durch den Shunt sollte unmöglich sein. [3]

1.4.5 Das proGAV

Das proGAV ist ein kombiniertes Ventil aus einem verstellbaren Differenzdruckventil mit Kugel-Konus-Mechanismus und einem in Serie geschalteten Gravitationsventil vom Counterbalancer-Typ, dem sog. Shuntassistenten (s. Abbildung 15). In der Verstelleinheit kann die Spannung der die Kugel haltenden Feder durch einen exzentrischen Rotor verändert werden. Durch einen integrierten Bremsmechanismus kann der Öffnungsdruck nicht versehentlich durch externe Magnetfelder verstellt werden. [55] Wenn der Rotor nach Lösen der Bremse durch Magnete gedreht wird, ist eine Verstellung des Öffnungsdrucks dieser Einheit von 0 bis 20 cm H_2O möglich.

In die Gravitationseinheit sind eine Tantal- und eine Saphirkugel integriert. Durch die Schwere der Tantalkugel wird der Öffnungsdruck dieser Einheit bestimmt. Sie kann in verschiedenen fixierten Druckstufen von 10 - 35 cm H_2O implantiert werden, die Wahl richtet sich nach der Größe des Patienten (dem zu erwartenden hydrostatischen Druck).

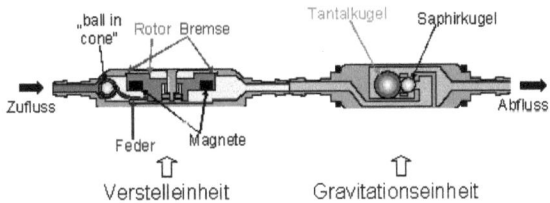

Abbildung 15: Das proGAV

In horizontaler Körperposition muss nur der Öffnungsdruck der Verstelleinheit (Differenzdruck-Ventil) überwunden werden, da die Gravitationseinheit in horizontaler Position vollständig geöffnet ist. Bewegt sich der Patient in eine aufrechte Körperhaltung, verschließt die Tantalkugel zunehmend die Gravitationseinheit. In vertikaler Position öffnet sich das Ventil erst, wenn der intraventrikuläre Druck und der hydrostatische Druck größer sind als die Öffnungsdrucke beider Einheiten zusammen. (s. Abbildung 16)

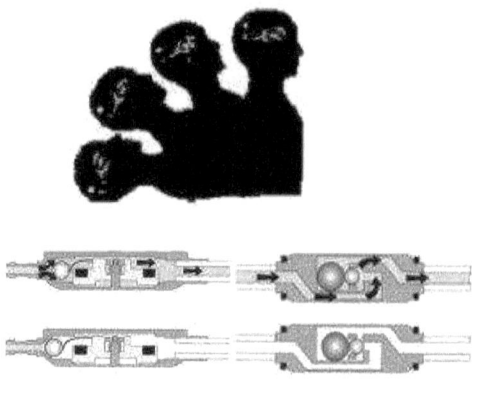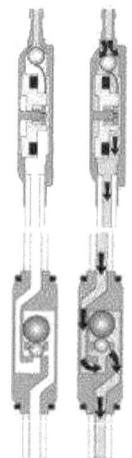

Liegen:	Stehen:
oben: offen	links: geschlossen
unten: geschlossen	rechts: offen

Abbildung 16: Der Ventilmechanismus des proGAV in horizontaler und vertikaler Körperposition

Als Zubehör zur Verstellung des Öffnungsdrucks gibt es zwei Instrumente, zum einen das Prüfinstrument (Abbildung 17), das den aktuell eingestellten Öffnungsdruck der Verstelleinheit misst, und zum anderen das Verstellinstrument (Abbildung 18) selbst, das, nachdem der Bremsmechanismus durch epikutanen Druck auf den Deckel der Verstelleinheit gelöst ist, eine magnetische Verstellung der Federspannung und damit des Öffnungsdrucks ermöglicht.

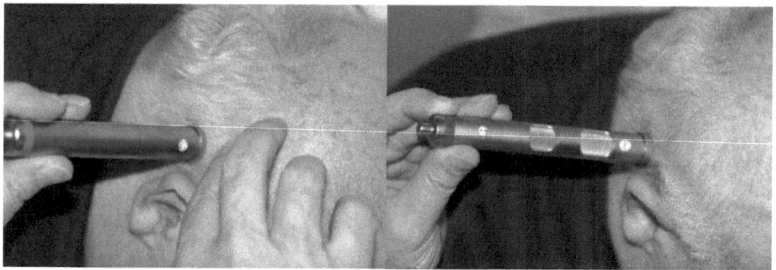

Abbildung 17: Das Prüfinstrument   Abbildung 18: Das Verstellinstrument

2 Methoden und Patienten

2.1 Methoden

2.1.1 Operation

Bei insgesamt 40 Patienten wurden ein proGAV, bestehend aus der Verstelleinheit und dem Shuntassistenten implantiert. Der Zugang für den Ventrikelkatheter erfolgte in allen Fällen über ein frontales Bohrloch, in welches ein Sprung-Reservoir (pumpbares flushing-Reservoir) zwischengeschaltet wurde. Der Ventrikelkatheter liegt im Vorderhorn des Seitenventrikels, das proGAV selbst wurde bei 39 Patienten hinter dem Ohr, bei einer Patientin (Pat. 31, s. Kap. 8.1) thorakal in eine subkutane Tasche implantiert, und das distale Ende des Katheters wurde bei 39 Patienten in die Peritonealhöhle gelegt, bei einer Patientin erfolgte eine ventrikulo-atriale Ableitung. Wichtig bei der Implantation ist die Gewährleistung, dass die Gravitationseinheit in aufrechter Position des Patienten auch vertikal ausgerichtet ist, die Höhe der Implantation ist beliebig.

2.1.2 Klinische Untersuchung

Aufgrund der vielen unterschiedlichen Ätiologien des Erwachsenenhydrozephalus wurden in der Vergangenheit ebenso viele unterschiedliche Einteilungen für die klinische Entwicklung der Patienten vor und nach der Operation entworfen. Alle 40 Patienten dieser Studie wurden nach denselben Kriterien beurteilt, einmal vor der Operation, in der ersten Woche postoperativ und drei Monate postoperativ. Es wurden folgende Einteilungen verwendet:

2.1.2.1 Skala nach Stein & Langfitt

Bei der Skala nach Stein & Langfitt werden die Patienten sowohl prä- als auch postoperativ nach ihren Restfähigkeiten beurteilt. [89]

Grad	Klinischer Zustand
0	Kein neurologisches Defizit, in der Lage zu arbeiten.
1	Geringes neurologisches Defizit, kommt zuhause allein zurecht.
2	Zeitweise Betreuung zuhause notwendig.
3	Häusliche Betreuung trotz verbliebener Restfähigkeiten notwendig.
4	Patient nicht in der Lage, sich allein zu versorgen.

Tabelle 2: Skala nach Stein & Langfitt

2.1.2.2 Einteilung nach Black

Die Einteilung nach Black ist eine Verlaufsbeurteilung, die Patienten werden einmalig nach der Operation beurteilt, hier ist es möglich, eine Verschlechterung des klinischen Zustandes zu erfassen, allerdings wird der präoperative Zustand des Patienten nicht gesondert berücksichtigt. [16]

Sehr gut	erreicht Aktivitätsgrad wie vor der Erkrankung ohne Einschränkungen
Gut	erreicht Aktivitätsgrad wie vor der Erkrankung mit Einschränkungen
Moderat	Besserung, keine Berufsausübung mehr möglich
Mäßig/Vorübergehend	vorübergehende Verbesserung
Schlecht	keine Besserung oder schlechter
Tod	Gestorben innerhalb 6 Wochen nach OP oder wegen der OP

Tabelle 3: Skala nach Black

2.1.2.3 Kiefer-Score

Der Kiefer-Score wurde speziell für Patienten mit Normaldruckhydrozephalus entwickelt und berücksichtigt dementsprechend vor allem die Hauptsymptome des Normaldruckhydrozephalus: Demenz, Inkontinenz und Gangunsicherheit. Zusätzlich werden Kopfschmerz und Schwindel berücksichtigt, da diese nicht selten die Erstsymptome des Normaldruckhydrozephalus ausmachen. [45]

Die Einteilung erfolgt prä- und postoperativ in Graden, die einem bestimmten Score entsprechen, der eine Gewichtung nach der Belastung des Patienten vornimmt. Z.B. ist eine zeitweilige Urininkontinenz für den Patienten belastender als es intermittierende Kopfschmerzen sind; daher entspricht die zeitweilige Inkontinenz bei Grad 1 einem Score von 3, der intermittierende Kopfschmerz bei Grad 1 einem Score von 1.

	Symptomausprägung	Grad	Score
Mental	Keine klinisch apparente Beeinträchtigung	0	0
	Vergesslichkeit, Konzentrationsstörungen	1	1
	Apathie, teilorientiert und zusätzlich Symptome Grad 1	2	3
	Werkzeugstörung oder völlig desorientiert	3	5
Gangstörung	Keine Gangstörung vorhanden	0	0
	Keine Gangstörung oder nur in speziellen Tests nachweisbar	1	0
	Breitbeinig, ataktisches, in sich aber sicheres Gangbild	2	2
	Beschwerliches Gehen nur mit Gehhilfe möglich	3	4
	Nur wenige Schritte mit Unterstützung einer Person möglich	4	5
	Gehunfähig	5	6
Inkontinenz	Keine Inkontinenz	0	0
	Zeitweilige Inkontinenz	1	3
	Ständige Urininkontinenz	2	4
	Stuhl- und Urininkontinenz	3	6
Kopf-schmerz	Kein Kopfschmerz	0	0
	Intermittierender Kopfschmerz	1	1
	Dauerhafter geringer Kopfschmerz	2	1
	Dauerhafter heftiger Kopfschmerz	3	4
Schwindel	Kein Schwindel	0	0
	Unter Belastung auftretender Schwindel	1	1
	Intermittierender Schwindel	2	3
	Dauerhafter Schwindel	3	4

Tabelle 4: Kiefer-Score

2.1.2.4 NPH-Recovery-Rate

Die NPH-Recovery-Rate (NPH-RR) wurde aus dem Kiefer-Score entwickelt und stellt einen objektiven Vergleichsparameter der verschiedenen Normaldruckhydrozephaluspatienten dar. Sie berechnet sich folgendermaßen:

NPH-RR = (Kiefer-Score präop. - Kiefer-Score postop.) : (Kiefer-Score präop. x 10)

Die Graduierung wird vergleichbar mit der Black-Skala vorgenommen: [50]

NPH-Recovery-Rate	Klinische Besserung (~ Black-Skala)
≥ 7	Sehr gut
≥ 5	Gut
≥ 3	Moderat
≥ 2	Mäßig / Vorübergehend
< 2	Schlecht
Patient stirbt	Tod

Tabelle 5: NPH-Recovery-Rate

2.1.3 Radiologische Beurteilung

Zur radiologischen Beurteilung wurden bei allen 40 Patienten präoperativ, in der ersten Woche postoperativ und drei Monate postoperativ ein cranielles Computertomogramm (cCT) durchgeführt. Im cCT lassen sich einerseits die Änderung der Ventrikelweite und andererseits die korrekte Lage des Ventrikelkatheters und eine eventuelle Entstehung von Nachblutungen oder überdrainagebedingten Hygromen beurteilen.

2.1.3.1 Evans Index

Der Evans Index (EI) wurde entwickelt, um einen von der Größe des herangezogenen Schichtbildes unabhängigen Wert für die Weite der Seitenventrikel zu erhalten. [28]
Er berechnet sich folgendermaßen (s. Abbildung 19 und Tabelle 6):
Evans Index = größter Durchmesser der Vorderhörner (a) : größter Hirndurchmesser (b)
Der Evans Index wird prä- und postoperativ gemessen, aus der Differenz der beiden Werte (ΔEI) kann nun die Graduierung der Rückbildung der Ventrikelweite beurteilt werden.

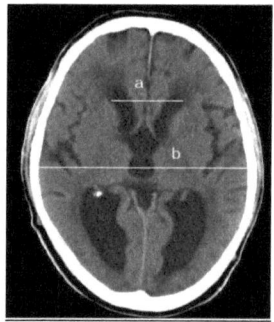

Abbildung 19: Berechnung der Evans-Differenz

ΔEI	Graduierung der Rückbildung
ΔEI ≤ 0,02	keine bis minimale Rückbildung
0,02 < ΔEI ≤ 0,05	moderate Rückbildung
ΔEI > 0,05	signifikante Rückbildung

Tabelle 6: Graduierung der Evans-Differenz

2.1.3.2 Evans Ratio

Da der Evans Index nur einen intraindividuellen Vergleich der Ventrikelweite vor und nach der Operation bei einem Patienten zulässt, wurde ein weiterer Index hinzugezogen: die Evans Ratio.

Sie erlaubt unter besonderer Berücksichtigung der Ausgangsposition eines Patienten auch einen interindividuellen Vergleich der Patienten untereinander.

Evans Ratio = (Evans Index präop. - Evans Index postop.) : (Evans Index präop. x 100)

Evans Ratio (ER)	Graduierung der Rückbildung
< 10 %	keine bis minimale
10 % < ER < 20 %	mäßige
> 20 %	deutliche

Tabelle 7: Graduierung der Evans Ratio

2.1.4 Nachsorge

In den Nachsorgeuntersuchungen, die allesamt in der Poliklinik der Klinik für Neurochirurgie, Charité Universitätsmedizin Berlin, Campus Virchow, stattfanden, wurden zum einen die oben genannten klinischen und radiologischen Beurteilungen durchgeführt und zum anderen die Funktion des Ventils überprüft. Die richtige Lage des Ventils und der Katheter wurde in Zweifelsfällen durch eine im Anschluss an die Operation durchgeführte Röntgenkontrolle bestätigt. Durch das eingebaute Sprungreservoir werden verschiedene Funktionsprüfungen in einem möglich. Die Durchgängigkeit des proximalen Katheters (Reservoir füllt sich nach Eindrücken prompt) einerseits, und des distalen Katheters einschließlich des Ventils (Reservoir leicht eindrückbar) andererseits, kann durch Pumpen des Reservoirs überprüft werden, ebenso wie durch das Reservoir eine Liquordruckmessung und eine Liquorentnahme bei Verdacht auf Infektion des Systems möglich ist.

Einen besonderen Platz nahmen selbstverständlich die Verstellungen des Ventilöffnungsdrucks bei den Nachsorgeuntersuchungen ein. Eine eventuelle Über- oder Unterdrainage wurde durch die klinische Symptomatik und durch ein Kontroll-CT diagnostiziert und bei Bedarf wurde der Öffnungsdruck verstellt.

2.1.5 Komplikationen

Die aufgetretenen Komplikationen wurden dokumentiert und nach folgender Tabelle 8 eingeteilt:

Art der Komplikation		Klinische Symptomatik	mögliche Therapie
Überbegriff	**Untergruppe**		
Überdrainage	transiente Überdrainage, Druckstufe zu niedrig	Überdrainage-Syndrom	Ventilverstellung oder Revision
		subdurales Hygrom	
		subdurales Hämatom	
Unterdrainage	Fehllage Ventrikel- oder Peritonealkatheter	fehlende klinische Besserung / Wiederverschlechterung	Katheterrevision
	Druckstufe zu hoch		Ventilverstellung
Infektion	Infektzeichen (und Unterdrainage)	Fieber, fehlende klinische Besserung, Nachweis von Erregern	Shuntexplantation, Ableitung nach außen, neuer Shunt mit zeitlichem Abstand
	Wundheilungs-störungen	Hautdehiszenz, Ausschluss Meningitis / Shuntinfektion	Wundrevision

Tabelle 8: Einteilung der Komplikationen

2.2 Patientengut

Von Februar 2004 bis Juli 2005 wurde das proGAV bei 40 Patienten implantiert, 37,5 % der Patienten und damit der größte Teil hatten einen Idiopathischen Normaldruckhydrozephalus (INPH), insgesamt 52,5 einen Normaldruckhydrozephalus.
Bei 33 Patienten wurde erstmals ein Shunt implantiert, und der Anteil der weiblichen Patienten lag mit 65 deutlich über dem der männlichen Patienten. Die durchschnittliche Follow-Up-Zeit lag bei 16,5 Monaten.

Ätiologie	Anzahl	Anteil in %
Idiopathischer NPH	15	37,5
Sekundärer NPH (Anamnese > 3 Monate)	6	15
Hydrozephalus malresorptivus (Anamnese < 3 Monate)	9	22,5
Hypertensiver Hydrozephalus	9	22,5
Pseudotumor cerebri	1	2,5
Total	40	100

Tabelle 9: Ätiologie des gesamten Patientenguts

Anzahl Patienten	Geschlecht				Alter	Follow-Up
40	m		w		15-82 Jahre	2-25 Monate
Erst-Implantation	Zweit-Implantation	Anzahl	Anteil	Anzahl	Anteil	Durchschnitt	Durchschnitt
33	7	14	35 %	26	65 %	58,97 Jahre	16,5 Monate

Tabelle 10: Das ProGAV-Patientengut

Das Durchschnittsalter der Patienten lag bei 58,97 Jahren, wobei der größte Anteil mit 17 von 40 Patienten auf das 6. Lebensjahrzehnt fiel.

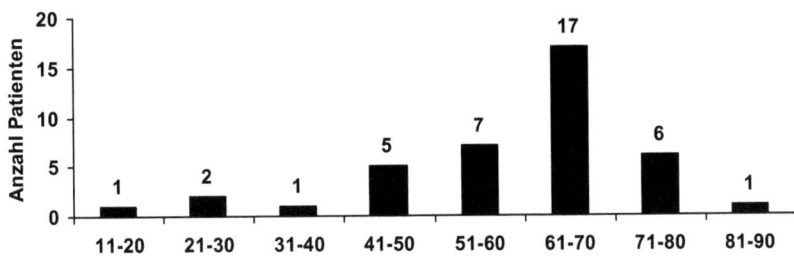

Abbildung 20: Altersverteilung des gesamten Patientenguts

Bei 22 von 40 Patienten wurde bei Implantation eine initiale Druckstufe der Verstelleinheit von 5 cm H_2O gewählt, das Spektrum der verschiedenen Druckstufen reicht von 5 bis 15 cm H_2O. Bei 38 Patienten wurde ein Shunt-Assistent mit einer Druckstufe von 20 cm H_2O implantiert, bei 2 besonders großen Patienten ein Shunt-Assistent mit 25 cm H_2O.

Implantierte Druckstufe des einstellbaren Ventils	Anzahl	Anteil in %
5 cm H_2O	22	55
6 cm H_2O	4	10
7 cm H_2O	8	20
8 cm H_2O	2	5
10 cm H_2O	1	2,5
12 cm H_2O	1	2,5
15 cm H_2O	2	5
Total	40	100

Tabelle 11: Implantierte Druckstufe des verstellbaren Ventils

Druckstufe des Gravitationsventils	Anzahl	Anteil in %
20 cm H_2O	38	95
25 cm H_2O	2	5
	40	100

Tabelle 12: Druckstufe des Gravitationsventils

Die Ergebnisse wurden unterteilt einerseits in klinische und andererseits in radiologische Ergebnisse sowie in die Auswertung der Komplikationen.

Bei der statistischen Auswertung der Ergebnisse mussten einige Patienten ausgeschlossen werden:

- Drei Patienten wurden für die Auswertung der klinischen Ergebnisse ausgeschlossen, weil sie innerhalb des ersten halben Jahres nach der Operation ihrer Grunderkrankung erlagen (s. Tabelle 14). Hier ist gesondert zu berücksichtigen, dass eine Patientin bereits eine Woche nach der Operation unabhängig von der Shunt-Anlage einer Hirnaneurysmaruptur erlag und somit nach der Skala nach Black eigentlich in die Auswertung mit eingehen müsste (gestorben innerhalb 6 Wochen nach OP oder wegen der OP). Da aber der Tod weder bei Stein & Langfitt noch beim Kiefer-Index als gesonderte Beurteilungsmöglichkeit existiert, wurde die Patientin, um eine einheitliche Auswertung zu ermöglichen, ebenfalls von der Auswertung der klinischen Ergebnisse ausgeschlossen.

- Sechs Patienten wurden für die Auswertung der radiologischen, nicht aber der klinischen Ergebnisse ausgeschlossen, weil sich bei ihnen die Ventrikelweite postoperativ leicht vergrößerte, aber entweder keine Ventrikelreduktion erwünscht war oder sie sich klinisch trotz fehlender Ventrikelreduktion stark gebessert hatten, sodass es keinen Anlass gab, eine Ventrikelreduktion durch Herabsetzen der Druckstufe herbeizuführen. Bei vier dieser Patienten mit HCM und SNPH war der präoperative Evans-Index bereits < 0,3, sodass eine weitere Reduktion der Ventrikelweite nicht zu erwarten war. Die Ventilimplantation erfolgte hier bei nicht erweiterten Ventrikeln, da eine Entwöhnung von einer externen Liquorableitung nicht möglich war. Bei den anderen zwei Patienten mit INPH kam es zu einer negativen ΔEI von -0,022 (Pat. 10) und -0,01 (Pat. 22). Bei Pat. 10 war ein sehr gutes klinisches Outcome zu beobachten, so dass auf die minimale Erweiterung der Ventrikelweite nicht eingegangen wurde, und bei Pat. 22 kam es im ersten postoperativ durchgeführten cCT zunächst zu einer Rückbildung der Ventrikelweite und erst im Verlauf nach einer Verstellung des Ventilöffnungsdruckes im Rahmen einer Unterdrainage zu der minimalen Zunahme der Ventrikelweite um 0,01.

- Für die Auswertung der Komplikationen fand im Gegensatz zur klinischen Auswertung ein Ausschluss von nur zwei der insgesamt drei verstorbenen Patienten statt, da der dritte (Pat. 6) vor seinem Tod eine Shuntinfektion bekam und damit in die Auswertung der Komplikationen mit eingeht.

	Anzahl Patienten		
Gesamtes Patientengut	40		
	Einschluss	Ausschluss	Grund des Ausschlusses
Klinische Auswertung	37	3	Fehlende Nachuntersuchung, da verstorben
Radiologische Auswertung	31	9	Ventrikelerweiterung oder Ausschluss bei klinischer Auswertung
Komplikationen	38	2	Fehlende Nachuntersuchung, da verstorben

Tabelle 13: Übersicht der in die einzelnen Wertungen eingegangenen Patienten

Patient-Nr.	Ätiologie	OP-Datum	Todeszeitpunkt	Todesursache
3	Hypertensiver HC	02.03.2004	08.08.2004	Bronchialkarzinom
6	HC malresorptivus	07.04.2004	10.09.2004	Apallisches Syndrom, Kreislaufversagen
9	HC malresorptivus	23.04.2004	29.04.2004	Hirnaneurysmaruptur

Tabelle 14: Ausschlusspatienten aufgrund von Tod

Zusätzlich zu den Ausschlusspatienten oben entfallen durch eine fehlende Ventrikelreduktion für die radiologische Auswertung (s. Tabelle 15):

Patient-Nr.	Ätiologie	EI präoperativ	Begründung der Ventrikelerweiterung
35	HCM	0,25	bei präoperativem EI < 0,3 keine Reduktion der Ventrikelweite zu erwarten
10	INPH	0,396	Prä- und postoperativ erweiterte Ventrikel, aber klinisch besser
19	HCM	0,277	bei präoperativem EI < 0,3 keine Reduktion der Ventrikelweite zu erwarten
21	SNPH	0,296	bei präoperativem EI < 0,3 keine Reduktion der Ventrikelweite zu erwarten
22	INPH	0,369	Prä- und postoperativ erweiterte Ventrikel, aber deutliche klinische Besserung
40	HHC	0,211	präoperativ Schlitzventrikel, keine Ventrikelverengung gewünscht

Tabelle 15: Ausschlusspatienten mit prä- und postoperativer Ventrikelerweiterung

2.3 Statistische Auswertung

Die deskriptive Statistik wurde mit SAS und MS Excel durchgeführt, die explorative Statistik erfolgte unter SAS mit dem T-Test für verbundene Stichproben, mit dem Pearson-Korrelationskoeffizient und dem Chi-Quadrat-Test. Die Irrtumswahrscheinlichkeit wurde mit $p < 0{,}05$ angenommen.

3 Ergebnisse

3.1 Klinik

Durch das Wegfallen der drei Ausschlusspatienten für die klinische Auswertung ändert sich die Zusammenstellung des Patientenguts nur geringfügig (s. Tabelle 16).

Anzahl Patienten		Geschlecht				Alter	Follow-Up
37		m		w		15-82 Jahre	5-25 Monate
Erst-Implantation	Zweit-Implantation	Anzahl	Anteil (%)	Anzahl	Anteil (%)	Durchschnitt	Durchschnitt
30	7	13	35,14	24	64,86	56,3 Jahre	16,5 Monate

Tabelle 16: ProGAV-Patientengut für die klinische Auswertung

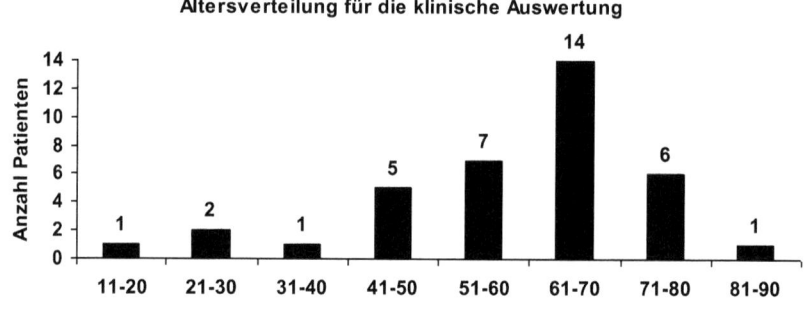

Abbildung 21: Altersverteilung des Patientenguts für die klinische Auswertung

3.1.1 Quantitative Messdaten aller Patienten

Zunächst wurde eine Auswertung des gesamten Patientenguts bezüglich der klinischen Ergebnisse vorgenommen. Später erfolgte eine gesonderte Auswertung nach den unterschiedlichen Ätiologiegruppen (s. Kap. 3.1.2).

3.1.1.1 Stein & Langfitt

An dem unten gezeigten Diagramm (Abbildung 22) ist zu erkennen, dass sich die meisten Patienten (33 von 37) präoperativ auf der Skala nach Stein & Langfitt bei Grad II-IV befanden, während der überwiegende Teil (34 von 37) postoperativ bei Grad 0-II zu finden war. Nur zwei Patienten (Pat. 14 und Pat. 20) verbesserten sich auf dieser Skala nicht.

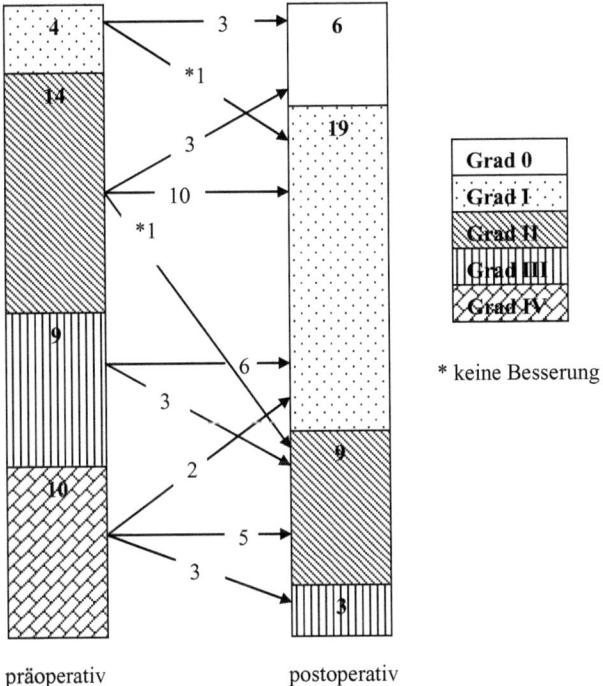

Abbildung 22: Klinische Veränderung aller Patienten nach Stein & Langfitt

Der Median der Verbesserungsgrade auf der Skala nach Stein & Langfitt betrug 1 Grad, der Mittelwert lag bei 1,43, und die Differenz zwischen der prä- und der postoperativen Bewertung ist signifikant unterschiedlich von 0 (p < 0,0001). Der T-Wert lag bei 12,65.

Im Chi-Quadrat-Test zeigte sich kein signifikanter Unterschied zwischen den klinischen Ergebnissen von Männern und Frauen (Signifikanz = 0,2959).

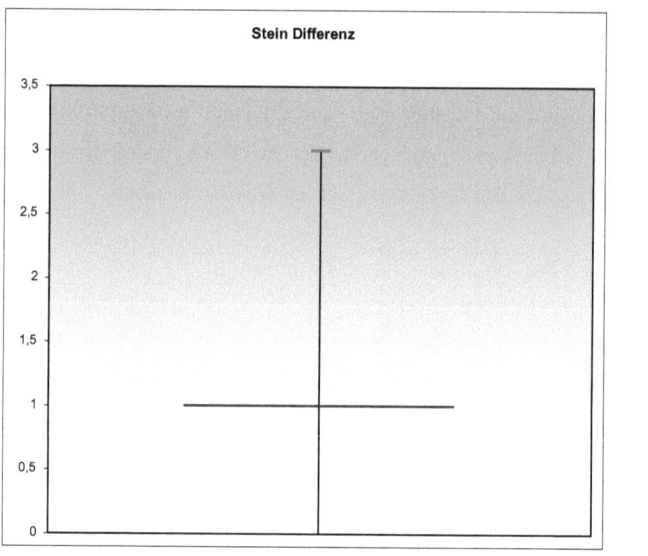

Abbildung 23: Statistische Auswertung der klinischen Veränderung nach Stein & Langfitt

3.1.1.2 Black

In der Einteilung nach Black zeigt sich, dass mehr als 75 % der Patienten nach der Operation einen Aktivitätsgrad wie vor der Erkrankung mit mäßigen oder gar keinen Einschränkungen erreichten (Grad I und II).

Als schlechter als vor der Operation oder aufgrund der Operation gestorben wurde (wie in Kap. 2.2 erläutert) kein Patient eingestuft.

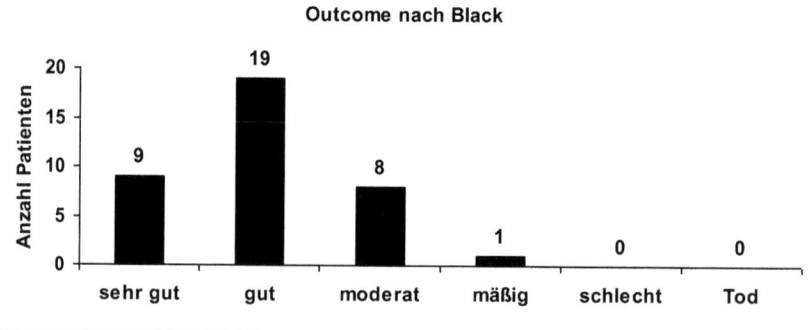

Abbildung 24: Klinischer Verlauf aller Patienten nach Black

Black	sehr gut	gut	moderat	mäßig/ vorübergehend	schlecht	tot
Anzahl	9	19	8	1	0	0
Anteil in %	24,32	51,35	21,62	2,70	0	0

Tabelle 17: Outcome nach Black

3.1.1.3 Differenz Kiefer-Score

Die prä- zu postoperative Differenz des Kiefer-Scores (klinische Besserung) bewegte sich in einem Rahmen von 0 bis zu 15 Punkten.

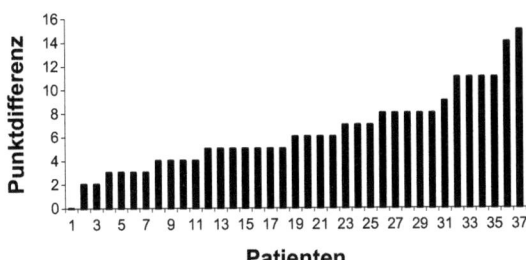

Abbildung 25: Differenz Kiefer-Score (n = 37)

Der Median lag bei 6 Punkten Unterschied, der Mittelwert bei 6,32 Punkten, der t-Wert des T-Tests betrug 11,54 und die Differenz des Kiefer-Scores war signifikant unterschiedlich von 0 (p < 0,0001).

Auch bei der Differenz des Kiefer-Scores wurde kein signifikanter Unterschied zwischen den Geschlechtern gefunden (Signifikanzniveau = 0,4964).

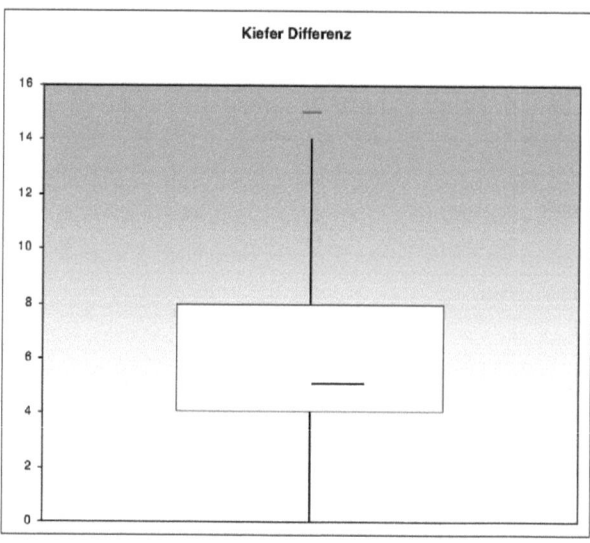

Abbildung 26: Statistische Auswertung der Differenz des Kiefer-Score

3.1.1.4 NPH-Recovery-Rate

Ein sehr ähnliches Ergebnis wie die Skala nach Black liefern die Werte der NPH-Recovery-Rate. Auch hier haben insgesamt über 75 % der Patienten ein sehr gutes oder gutes Ergebnis.

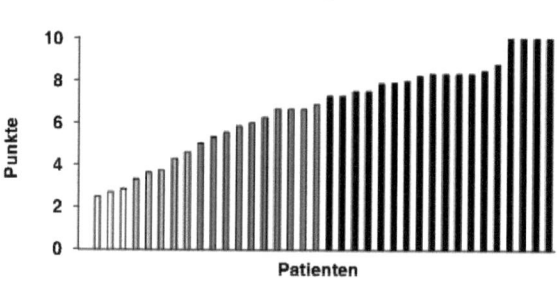

Abbildung 27: Outcome nach der NPH-Recovery-Rate (n = 37)

NPH-Recovery-Rate	sehr gut	gut	moderat	mäßig	schlecht	Exitus
Anzahl	18	10	5	3	1	0
Anteil in %	48,65	27,03	13,51	8,11	2,70	0

Tabelle 18: Outcome nach der NPH-Recovery-Rate

NPH-Recovery-Rate	Entspricht nach Black
>7	Sehr gut
5-7	Gut
3-5	Moderat
>2	Mäßig/ Vorübergehend
<2	Schlecht
Patient stirbt	Exitus

Tabelle 19: Entsprechungen der NPH-Recovery-Rate und der Black-Outcome-Skala

3.1.2 Quantitative Messdaten der verschiedenen Ätiologie-Untergruppen

Um tendenzielle Unterschiede in der Zusammensetzung des Patientenguts oder der klinischen Ergebnisse zwischen den einzelnen Ätiologiegruppen finden zu können, wurden alle Ergebnisse nach Gruppen getrennt betrachtet.

Die meisten in die klinische Auswertung eingehenden Patienten unserer Studie hatten mit einem Anteil von 40,54 % einen Idiopathischen Normaldruckhydrozephalus.

Ätiologie	Anzahl	Anteil in %
Idiopathischer NPH	15	40,54
Sekundärer NPH > 3 Monate	6	16,22
Hydrozephalus malresorptivus < 3 Monate	7	18,92
Hypertensiver Hydrozephalus	8	21,62
Pseudotumor cerebri	1	2,70
Total	37	100,00

Tabelle 20: Ätiologie-Verteilung des in die klinische Auswertung eingehenden Patientenguts

Altersverteilung

Schon bei der Altersverteilung fallen bestimmte Unterschiede zwischen den Gruppen auf. So ist das Auftreten eines INPH oder SNPH bei unserem Patientengut eher auf die zweite Lebenshälfte begrenzt, während das Manifestationsalter eines HHC durchaus schon in der ersten Lebenshälfte liegen kann.

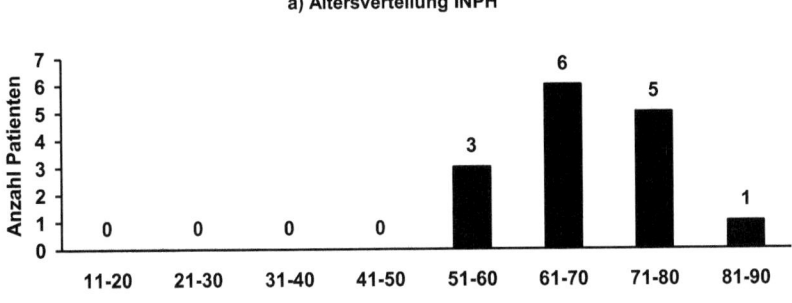

a) Altersverteilung INPH

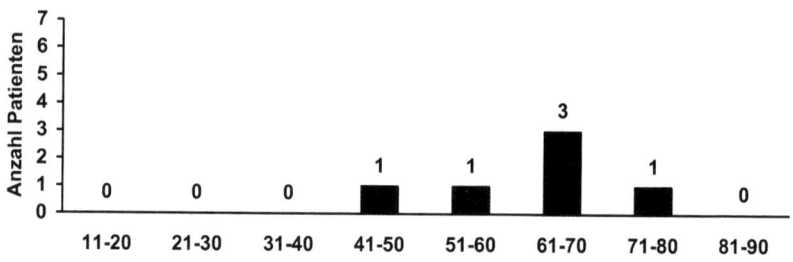

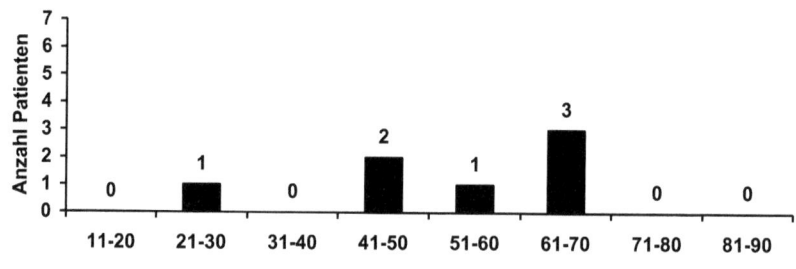

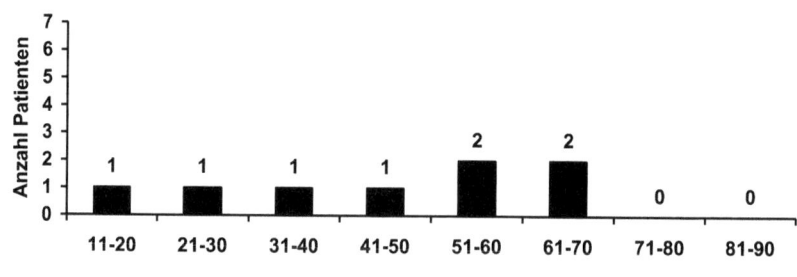

Abbildung 28 a-d: Altersverteilungen der unterschiedlichen Ätiologiegruppen

3.1.2.1 Stein & Langfitt

Im Chi-Quadrat-Test zeigte sich für die Differenz der Einteilung nach Stein & Langfitt ein signifikanter Unterschied zwischen den Ätiologiegruppen (Signifikanzniveau = 0,0293). Dieser

Unterschied äußerte sich vor allem darin, dass der größte Anteil der Patienten mit HHC, INPH und SNPH eine Verbesserung um 1 Grad zeigten, während alle Patienten mit HCM sich um 2 Grad verbesserten.

Diff. Stein präop. - postop.	INPH n (%)	SNPH n (%)	HCM n (%)	HHC n (%)	Pseudotumor (%)	Total n
0	2 (13,33)	0	0	0	0	2
1	10 (66,67)	3 (50,00)	0	6 (75,00)	0	19
2	3 (20,00)	2 (33,33)	7 (100,00)	1 (12,50)	1 (100,00)	14
3	0	1 (16,67)	0	1 (12,50)	0	2
Total n	15	6	7	8	1	37

Tabelle 21: Differenz Stein prä- und postoperativ

Bei der genauen Betrachtung der Ergebnisse nach Stein & Langfitt in der INPH-Gruppe zeigt sich, dass beide in Kap. 3.1.1.1 erwähnten Patienten, die sich gar nicht verbesserten, aus der INPH-Gruppe stammen.

a) INPH

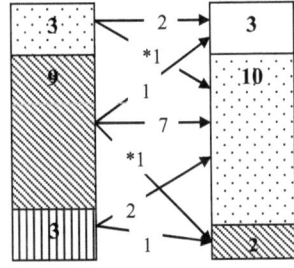
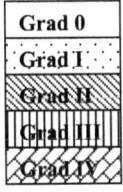

* keine Besserung

b) SNPH

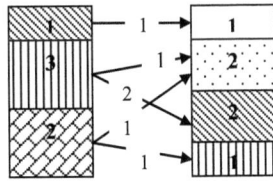

c) HCM

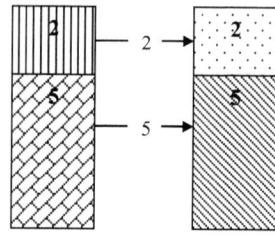
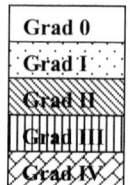

* keine Besserung

d) HHC

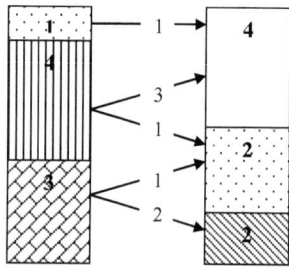

e) Pseudotumor cerebri

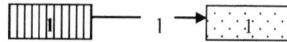

Abbildung 29 a-e: Outcome der unterschiedlichen Ätiologiegruppen nach Stein & Langfitt

3.1.2.2 Black

Auch bei differenzierter Betrachtung der Ergebnisse nach Black zeigt sich wieder eine Besonderheit bei den Patienten der HCM-Gruppe, die allesamt eine gute Verbesserung aufzeigten, während die Ergebnisse in den anderen Gruppen durchaus gemischter Natur waren.

In der INPH- und in der HHC-Gruppe haben die sehr guten und guten Ergebnisse den größten Anteil, während in der SNPH-Gruppe sich die sehr guten und mäßigen Ergebnisse die Waage halten.

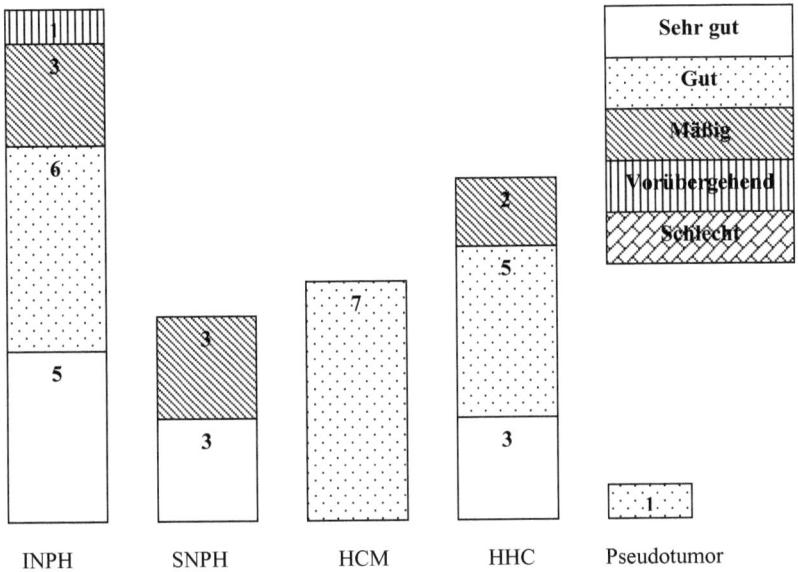

Abbildung 30: Outcome der unterschiedlichen Ätiologiegruppen nach Black

3.1.2.3 Differenz Kiefer-Score

Bei genauer Betrachtung der Differenz des Kiefer-Score fällt auf, dass sich in fast allen Ätiologiegruppen die Verbesserung im Bereich von 4-7 Differenzpunkten bewegte, doch auch hier bildete die HCM-Gruppe wieder eine Ausnahme: über die Hälfte der HCM-Patienten verbesserte sich um 8-11 Differenzpunkte. Jeweils 1 Patient der HCM- und der HHC-Gruppe fanden sich im Differenzbereich von mehr als 12 Punkten, dieses Verbesserungsniveau erreichten sonst weder die INPH- noch die SNPH-Gruppe.

Allerdings waren diese Auffälligkeiten im Chi-Quadrat-Test statistisch nicht signifikant (Signifikanzniveau = 0,2270).

Diff. Kiefer präop. - postop.	HCM n (%)	HHC n (%)	INPH n (%)	Pseudotumor n (%)	SNPH n (%)	Total n
0-3	0	1 (12,5)	4 (26,67)	0	2 (33,33)	7
4-7	2 (28,57)	4 (50.00)	10 (66,67)	1 (100,00)	1 (16,67)	18
8-11	4 (57,14)	2 (25,00)	1 (6,67)	0	3 (50,00)	10
12-15	1 (14,29)	1 (12,50)	0	0	0	s2
Total n	7	8	15	1	6	37

Tabelle 22: Outcome nach Kiefer-Score

3.1.2.4 NPH-Recovery-Rate

Bei der NPH-Recovery-Rate lässt sich beobachten, dass wiederum die HCM-Gruppe mit beinahe drei Vierteln aller Patienten im sehr guten Bereich liegt, während die SNPH- und auch die INPH-Gruppe nur mit einem Anteil von weniger als der Hälfte der Patienten im sehr guten Bereich zu finden sind.

NPH-RR	HCM n (%)	HHC n (%)	INPH n (%)	Pseudotumor n (%)	SNPH n (%)	Total n
>7	5 (71,43)	4 (50,00)	6 (40,00)	1 (100,00)	2 (33,33)	18
5-7	1 (14,29)	3 (37,50)	4 (26,67)	0	2 (33,33)	10
3-5	1 (14,29)	1 (12,50)	3 (20,00)	0	0	5
>2	0	0	2 (13,33)	0	1 (16,66)	3
<2	0	0	0	0	1 (16,66)	1
Patient stirbt	0	0	0	0	0	0
Total n	7	8	15	1	6	37

Tabelle 23: Outcome nach NPH-Recovery-Rate

3.2 Radiologie

Wie in Kapitel 2.2 beschrieben entfielen bei der radiologischen Auswertung weitere sechs Patienten aus oben genannten Gründen, sodass bei insgesamt 31 Patienten eine radiologische Auswertung erfolgen konnte.

Patienten, bei denen eine postoperative Verstellung des Ventils vorgenommen wurde (insgesamt 16 Patienten), wurden zunächst anhand des jüngsten CTs ausgewertet, auf die einzelnen radiologischen Begebenheiten der Umstellungspatienten wird in Kapitel 3.5 noch näher eingegangen werden.

Trotz des Wegfallens der neun Ausschlusspatienten für die radiologische Auswertung änderte sich die prozentuale Verteilung des Patientenguts nur geringfügig:

Anzahl Patienten		Geschlecht				Alter	Follow-Up
31		m		w		24-82 Jahre	8-25 Monate
Erst-Implanta-tion	Zweit-Implanta-tion	Anzahl	Anteil	Anzahl	Anteil	Durchschnitt	Durchschnitt
26	5	12	38,71	19	61,29	55 Jahre	16,5 Monate

Tabelle 24: Altersverteilung der Patienten für die radiologische Auswertung

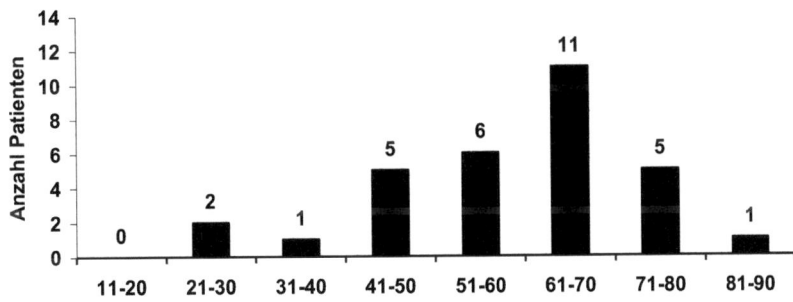

Abbildung 31: Altersverteilung für die radiologische Auswertung

3.2.1 Quantitative Messdaten aller Patienten

Zunächst wurde eine Auswertung des gesamten Patientenguts bezüglich der radiologischen Ergebnisse vorgenommen. Später erfolgte eine gesonderte Auswertung nach den unterschiedlichen Ätiologiegruppen (Kap. 3.2.2).

3.2.1.1 Evans Index prä- und postoperativ

An dem unten dargestellten Diagramm wird deutlich, dass 25 von 31 Patienten präoperativ einen Evans Index zwischen 0,3 und 0,5 hatten, während postoperativ 23 von 31 Patienten einen Evans Index zwischen 0,2 und 0,4 aufwiesen. Dabei fällt auf, dass sich vor allem Patienten, die präoperativ einen Evans Index zwischen 0,4 und 0,5 hatten, teilweise um zwei Stufen verbesserten, während sich Patienten aus den anderen Stufen jeweils nur innerhalb ihrer Stufe oder um nur eine Stufe entsprechend unserer Einteilung in Tab. 6 verbesserten.

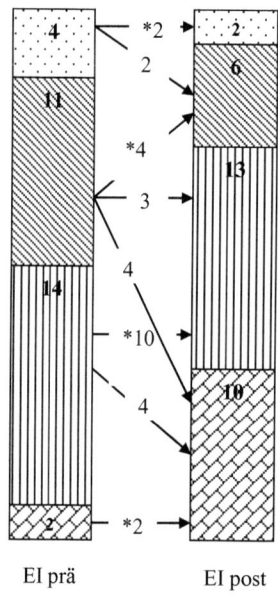
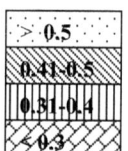

* keine Besserung

EI prä   EI post

Abbildung 32: Radiologische Veränderung aller Patienten anhand des Evans Index

3.2.1.2 Evans Differenz

Wenn man die Differenz des Evans Index betrachtet, die die Verbesserung von präoperativ zu postoperativ ausdrückt, lässt sich feststellen, dass sich zwar ein gewisser Trend zugunsten einer nur geringen Reduktion der Ventrikelweite zeigt (Evans Differenz zwischen 0,0 und 0,05 in 64,5 %). Dieser lässt sich aber statistisch nicht beweisen. (Abbildung 33)

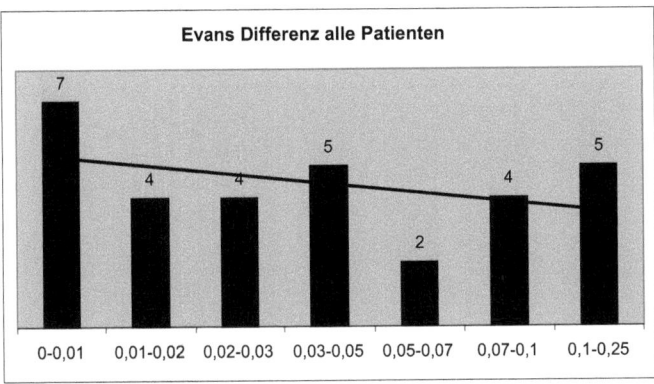

Abbildung 33: Evans Differenz aller Patienten

Im T-Test der Differenz des Evans Index liegt der Mittelwert bei 0,055 und ist statistisch signifikant (p < 0,0001) unterschiedlich von 0. Der Median beträgt 0,0302 und liegt damit in der Einteilung bei einer mäßigen Rückbildung der Ventrikelweite (Abbildung 34).

Auch bei der Evans Differenz zeigte sich kein statistisch signifikanter Unterschied zwischen den Ergebnissen bei Männern und denen bei Frauen (Signifikanzniveau = 0,1978).

n	Mittelwert	Standardfehler	t-Wert	Pr > (t)
31	0,05537085	0,0112165	4,94	< 0,0001

Tabelle 25: Ergebnisse Evans-Differenz

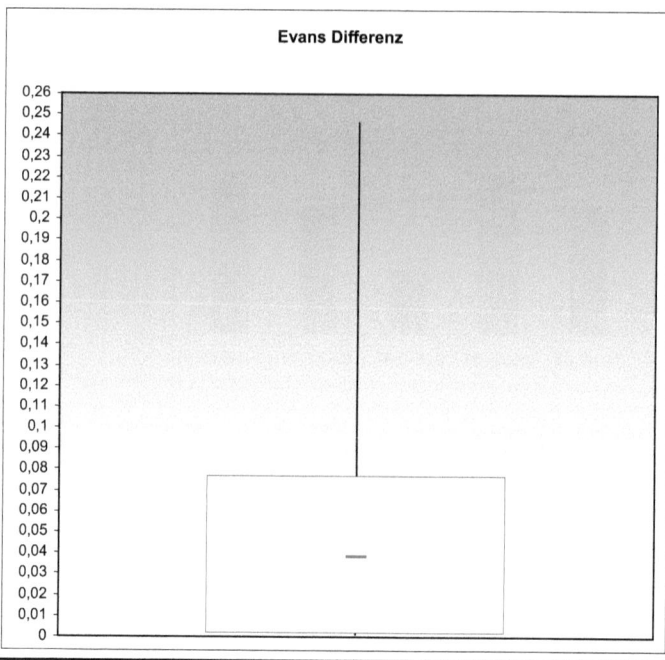

Abbildung 34: Statistische Auswertung der Evans Differenz

3.2.1.3 Evans Ratio

Bei Betrachtung der Evans Ratio zeigt sich besonders bei Gegenüberstellung mit der Evans Differenz noch deutlicher, dass mehr als die Hälfte der Patienten (19 von 31) nur eine geringe Rückbildung der Ventrikelweite aufwiesen (s. Abbildung 35). Die Korrelation der Rückbildung der Ventrikelweite mit den klinischen Ergebnissen wird in Kap. 3.3 erläutert.

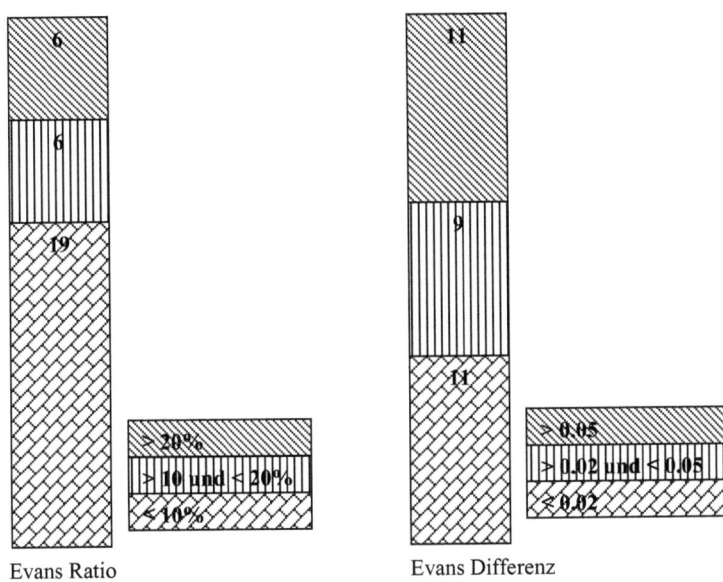

Abbildung 35: Gegenüberstellung der Evans Ratio und der Evans Differenz

3.2.2 Quantitative Messdaten der verschiedenen Ätiologie-Untergruppen

Die Zusammensetzung der verschiedenen Ätiologiegruppen änderte sich nach Wegfallen der sechs Ausschlusspatienten für die radiologische Auswertung nur wenig:

Ätiologie	Anzahl	Anteil in %
Idiopathischer NPH	13	41,94
Sekundärer NPH > 3 Monate	5	16,13
Hydrozephalus malresorptivus < 3 Monate	5	16,13
Hypertensiver Hydrozephalus	7	22,58
Pseudotumor cerebri	1	3,23
Total	31	100

Tabelle 26: Ätiologieverteilung der Patienten zur radiologischen Auswertung

3.2.2.1 Evans Index prä- und postoperativ

Bei genauerer Betrachtung der radiologischen Ergebnisse der einzelnen Ätiologiegruppen fällt zunächst auf, dass nur in der INPH- und der HHC-Gruppe Evans Indices über 0,5 und gleichermaßen präoperativ in diesen beiden Gruppen keine Werte unter 0,3 auftraten.

a) INPH

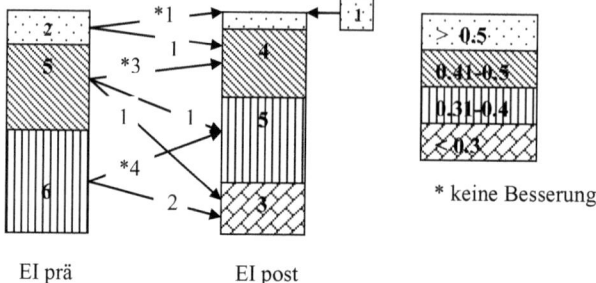

b) SNPH

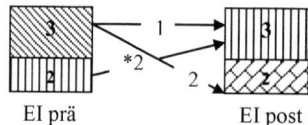

c) HCM

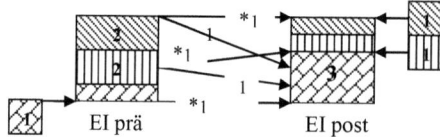

d) HHC

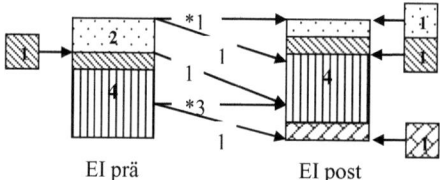

e) Pseudotumor cerebri

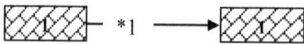

Abbildung 36: Radiologisches Outcome der unterschiedlichen Ätiologiegruppen anhand des Evans Index

3.2.2.2 Evans Differenz

Die Analyse der Evans Differenz in den einzelnen Ätiologiegruppen zeigt, dass die Patienten mit INPH nur eine minimale Reduktion der Ventrikelweite aufwiesen, während die Patienten der HCM-Gruppe eher im mäßigen bis deutlichen Bereich lagen. Die Patienten der HHC-Gruppe zeigen eine gleichmäßige Verteilung in allen Stufen.

Evans Differenz	INPH n (%)	SNPH n (%)	HCM n (%)	HHC n (%)	Pseudotumor n (%)	Total n
0,00-0,02	6 (46,15)	2 (40,00)	0	2 (28,57)	1 (100,00)	11
0,02-0,05	4 (30,77)	0	3 (60,00)	2 (28,57)	0	9
0,05-0,25	3 (23,08)	3 (60,00)	2 (40,00)	3 (42,86)	0	11
Total n	13	5	5	7	1	31

Tabelle 27: Evans-Differenz der verschiedenen Ätiologiegruppen

Dies wird noch deutlicher durch die Trendlinien in den folgenden Diagrammen.
Bei der INPH-Gruppe zeigt die Trendlinie eindeutig ein Überwiegen der minimalen Rückbildung, die Trendlinien in den anderen Ätiologiegruppen sind nicht so eindeutig zu beurteilen.
Im Chi-Quadrat-Test zeigten sich allerdings keine signifikanten Unterschiede zwischen der Evans Differenz der verschiedenen Ätiologiegruppen (Signifikanzniveau = 0,3597).

a) INPH

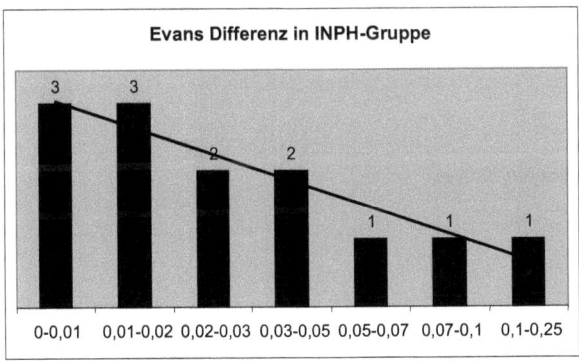

b) SNPH

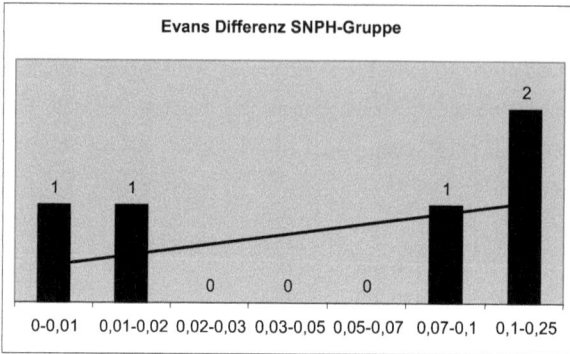

c) HCM

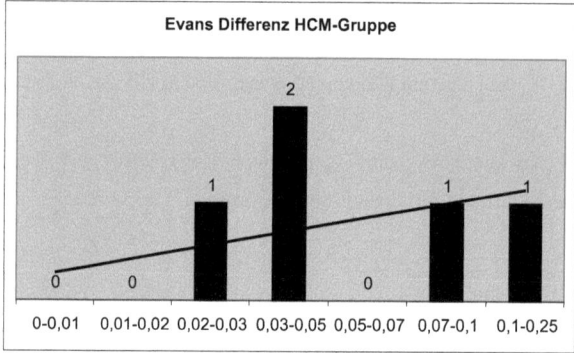

d) HHC

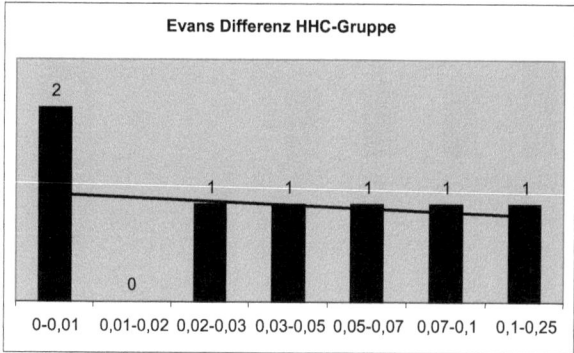

Abbildung 37 a-d: Tendenzen der Rückbildung der Ventrikelweite

3.2.2.3 Evans Ratio

Bei Zuteilung der Evans Ratio zu den einzelnen Gruppen fallen keine großen Unterschiede auf, vielmehr zeigte sich in allen Gruppen eine Tendenz zur minimalen Rückbildung der Ventrikelweite.

Evans Ratio präop. - postop.	INPH n (%)	SNPH n (%)	HCM n (%)	HHC n (%)	Pseudotumor n (%)	Total n
≤10 %	9 (69,23)	2 (40,00)	3 (60,00)	4 (57,14)	1 (100,00)	19
>10 und <20 %	3 (23,08)	1 (20,00)	0	2 (28,57)	0	6
≥20 %	1 (7,69)	2 (40,00)	2 (40,00)	1 (14,29)	0	6
Total n	13	5	5	7	1	31

Tabelle 28: Evans-Ratio der unterschiedlichen Ätiologiegruppen

3.3 Korrelation Klinik - Radiologie

Mittels des Pearson-Korrelationskoeffizienten wurde statistisch herausgearbeitet, ob eine signifikante Korrelation zwischen einzelnen Parametern bestand.

Hierbei stellte sich heraus, dass zwar die Differenz des Kiefer Score nicht mit der Differenz des Evans Index korrelierte (Korrelationskoeffizient = 0,148, p = 0,427), dafür aber überraschenderweise die Differenz des Stein-Wertes, wenn auch nur in geringem Maße, mit der Differenz des Evans Index (Korrelationskoeffizient = 0,361, p = 0,0459).

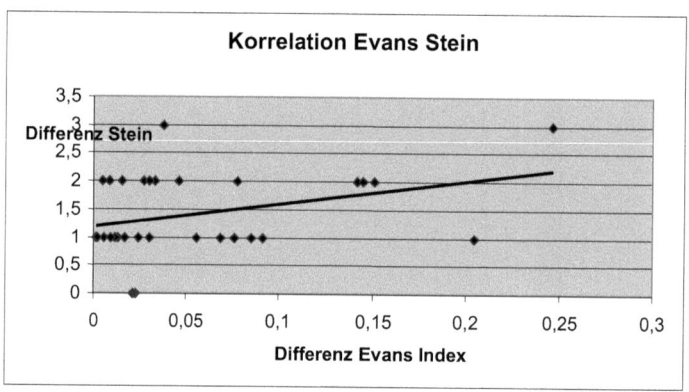

Abbildung 38: Korrelation der Differenz des Evans Index mit dem Outcome nach Stein

Wie zu erwarten war, korrelierten die Werte der Differenz des Kiefer-Scores signifikant mit denen nach Stein & Langfitt (Korrelationskoeffizient = 0,590, p = 0,0001).

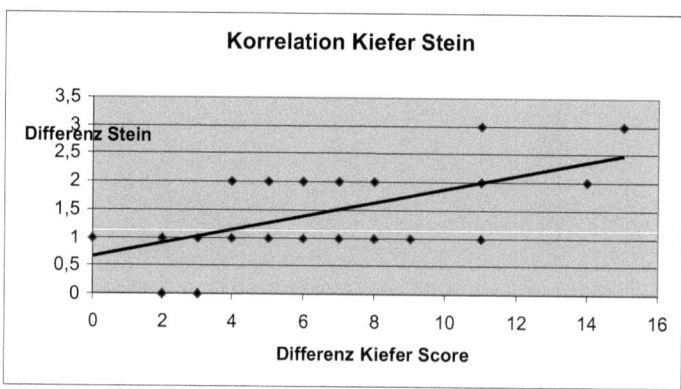

Abbildung 39: Korrelation der Differenz des Kiefer Score mit dem Outcome nach Stein

3.4 Komplikationen

Von der Auswertung der Komplikationen wurden insgesamt nur zwei der drei verstorbenen Patienten ausgeschlossen, da einer der Patienten Monate vor seinem Tod eine Shuntinfektion bekam und somit in die Auswertung der Komplikationen mit eingeht. Insgesamt wurden also 38 Patienten bei der Auswertung der Komplikationen berücksichtigt.

Art der Komplikation		Klinische Folge	Anzahl Patienten	Therapie	Anzahl Patienten
Überbegriff	*Untergruppe*				
Überdrainage	transiente Überdrainage, Druckstufe zu niedrig	Hämatom	1	keine, da transient	1
		Hygrom	4	Ventilverstellung	3
				keine, da transient	1
Unterdrainage	Fehllage Ventrikelkatheter	fehlende klinische Besserung	1	Ventrikelkatheterwechsel	1
	Funktionelle oder Druckstufe zu hoch		14	Ventilverstellung	14
Infektion	Infektzeichen und Unterdrainage	Fieber, fehlende klinische Besserung	2	Shuntexplantation, neuer Shunt mit zeitlichem Abstand	2
	Wundheilungsstörungen	Hautdehiszenz / -rötung	3	Wundversorgung	3

Tabelle 29: Komplikationen absolut

Komplikation		n Pat.	% bezogen auf das Gesamtkollektiv	n Pat. insgesamt	% bezogen auf alle Komplikationen	% bezogen auf das Gesamtkollektiv
Überbegriff	Untergruppe					
Überdrainage	funktionelle Überdrainage	5	13,16%	5	20,00%	13,16%
Unterdrainage	Fehllage Ventrikelkatheter	1	2,63%	15	60,00%	39,47%
	Funktionelle oder Druckstufe zu hoch	14	36,84%			
Infektion	Infektzeichen und Unterdrainage	2	**5,26%**	5	20,00%	13,16%
	Wundheilungsstörungen	3	7,89%			
TOTAL				25	100%	65,79%

Tabelle 30: Komplikationen relativ

3.4.1 Überdrainage

Bei insgesamt fünf Patienten (13,16 %), darunter ein HCM-, ein HHC- und drei INPH-Patienten, kam es zur Überdrainage (Pat. 8, 16, 19, 22 und 29). Bei einem dieser fünf Patienten (INPH) trat ein asymptomatisches subdurales Hämatom (Pat. 8) auf, bei den vier anderen ein Hygrom. Bei drei Patienten (zwei INPH-Patienten und ein HHC-Patient) war eine Intervention im Sinne einer Erhöhung des Ventilöffnungsdrucks nötig, diese Patienten profitierten eindeutig von der Verstellung; sie besserten sich klinisch und die Hygrome hatten sich in den Kontroll-CTs wenige Wochen später vollständig zurückgebildet. Bei den anderen zwei Patienten, inklusive des Falles mit subduralem Hämatom, war die Erscheinung transient und bedurfte keiner Behandlung. Diese Patienten erholten sich eigenständig sehr gut, und auch auf den Kontroll-CTs wenige Wochen nach Erstfeststellung der Überdrainage war der Befund unauffällig.

Für die Entscheidung zur Verstellung des Öffnungsdrucks war in erster Linie die klinische Symptomatik des Patienten und nur sekundär das Ergebnis der Bildgebung maßgeblich.

Eine INPH-Patientin mit Hygrom (Pat. 22), bei der in diesem Zusammenhang eine abwartende Haltung ohne Erhöhung des Ventilöffnungsdrucks eingenommen wurde, entwickelte ein Jahr nach Auftreten des Hygroms eine Unterdrainage, was schließlich wieder zur Verminderung des Öffnungsdrucks führte.

3.4.2 Unterdrainage

15 Patienten entwickelten Symptome einer Unterdrainage (39,47 %). Dies ist mehr als die Hälfte (60 %) aller aufgetretenen Komplikationen. Bei einer Patientin entstand die Unterdrainage durch eine Fehllage des Ventrikelkatheters, bei den übrigen 14 Patienten durch eine zu hohe Einstellung des Ventilöffnungsdrucks.

3.4.2.1 Unterdrainage durch Fehllage des Ventrikelkatheters

Bei der Patientin (HHC) mit der aufgrund einer Fehllage des Ventrikelkatheters entstandenen Unterdrainage (Pat. 1) wurde bereits am zweiten postoperativen Tag nach Implantation des Shunts eine Revision im Sinne einer Korrektur der Lage des Ventrikelkatheters vorgenommen. Auch diese Patientin entwickelte - allerdings vier Monate später - eine erneute, wahrscheinlich druckstufenbedingte, Unterdrainage, die durch eine Verminderung des Öffnungsdrucks von 7 auf 4 cm H_2O behoben wurde.

3.4.2.2 Funktionelle Unterdrainage oder Unterdrainage durch einen zu hohen Ventilöffnungsdruck

Ein zu hoch eingestellter Ventilöffnungsdruck wurde dann angenommen, wenn ein Besserung der klinischen Symptomatik ausblieb, sich der klinische Zustand nach anfänglicher Besserung während der Follow-Up-Zeit wieder verschlechterte und wenn es radiologisch nicht oder nur minimal zur Rückbildung der Ventrikelweite kam. Auch hier galt, dass für die Verstellung des Öffnungsdrucks die klinische Symptomatik ausschlaggebend war, d.h. bei einem Patienten mit fehlender Ventrikelrückbildung, der sich aber klinisch zufriedenstellend gebessert hatte, wurde eine Verstellung des Öffnungsdrucks nicht in Betracht gezogen.

Den 14 Patienten mit einer Unterdrainage, davon acht INPH-, drei HHC-, zwei SNPH-Patienten und ein HCM-Patient, konnte durch eine Verminderung des Ventilöffnungsdrucks adäquat geholfen werden, allerdings profitierten nur 7 dieser 14 Patienten klinisch signifikant von der Verstellung des Öffnungsdrucks.

Unsere jüngste Patientin, die zum Operationszeitpunkt vierzehn Jahre alt war (Pat. 40) und an einem frühkindlichen Hydrozephalus occlusus litt, entwickelte bei einem primären Ventilöffnungsdruck von 12 cm H_2O ebenfalls eine Unterdrainage, die sich nach Verstellung des Öffnungsdrucks auf 4 cm H_2O zunächst besserte. Im Laufe der Follow-Up-Zeit entwickelte die Patientin allerdings ein Schlitzventrikel-Syndrom, das eine sukzessive Erhöhung des Öffnungsdrucks über 6 auf 9 cm H_2O notwendig machte. Mit diesem Ventilöffnungsdruck kam die Patientin im weiteren Verlauf sehr gut zurecht und die Schlitzventrikel bildeten sich leicht zurück.

3.4.3 Infektion

Unter dem Begriff Infektion wurden sowohl Shuntinfektionen als auch Wundinfektionen und Wundheilungsstörungen subsummiert. Insgesamt erlitten fünf Patienten eine solche Infektion im weiteren Sinn, zwei davon eine Shuntinfektion und drei eine Wundheilungsstörung.

3.4.3.1 Shuntinfektion

Eine Patientin (Pat. 2) mit einem sekundären Normaldruckhydrozephalus nach Subarachnoidalblutung bei einem Aneurysma der Arteria communicans anterior bekam einen Monat nach der Shuntimplantation eine Shuntinfektion, die sich zunächst durch eine Wundheilungsstörung und dann zunehmend durch Fieber und Zeichen der Unterdrainage bemerkbar machte.

Die Patientin wurde 5 Wochen nach Erstimplantation reoperiert und der Shunt wurde entfernt. Ohne Shunt ging es der Patientin aber gleichbleibend schlecht, sodass erneut die Indikation zur Shuntimplantation gestellt wurde. Die Patientin erhielt acht Monate nach Shuntexplantation ein neues Shunt-System (proGAV, Verstelleinheit bei 7 cm H_2O eingestellt, Shunt-Assistent mit 20 cm H_2O gewählt), mit dem sie sich sowohl klinisch als auch radiologisch gut besserte und mit dem sie bis heute sehr gut zurechtkommt.

Ein anderer Patient (Pat. 6) mit Hydrozephalus malresorptivus nach Stammganglienblutung mit Einbruch in das Ventrikelsystem und apallischem Syndrom erlitt zwei Monate nach Shuntimplantation eine Shuntinfektion, die sich gleichermaßen äußerte wie bei der ersten Patientin. Der Shunt wurde 9 Wochen nach Erstimplantation explantiert. Im weiteren Verlauf stellte sich eine weiterhin bestehende Shuntpflichtigkeit des im Wachkoma befindlichen Patienten bei erneuter Erweiterung des Ventrikelsystems heraus. Der Patient erhielt einen Monat später ein neues Shuntsystem, unter dem er sich stabilisierte.

Dennoch verstarb der Patient fünf Monate nach dem Stammganglienblutungsereignis an Herz-Lungen-Versagen unabhängig vom therapierten Hydrozephalus.

Dieser Patient geht in die Auswertung der Komplikationen mit ein, da er wenige Monate vor seinem Tod eine Shuntinfektion erlitt, nicht aber in die Auswertung der klinischen und radiologischen Ergebnisse.

Die Shuntinfektionsrate beträgt demnach 5,26 %.

3.4.3.2 Wundheilungsstörungen

Drei Patienten (ein HHC-Patient, eine INPH- und eine HCM-Patientin) entwickelten im postoperativen Verlauf eine Wundheilungsstörung ohne Anhalt für eine Shuntinfektion oder Meningitis, die beim ersten Patienten vier Wochen, bei der zweiten Patientin zwei Wochen und bei der dritten Patientin drei Monate nach der Shuntimplantation durch eine Wundrevision behandelt wurde. Bei der Patientin mit dem Hydrozephalus malresorptivus (Pat. 35) wurde im Rahmen der Wundrevision auch der Ventilöffnungsdruck von 6 auf 4 cm H_2O herabgesetzt, um eine weitere Besserung der klinischen Symptomatik herbeizuführen. Da der Shunt bei allen drei Patienten in keiner Weise affektiert war und auch nicht revidiert wurde, gehen diese drei Patienten nicht in die Shuntinfektionsrate mit ein.

3.5 Verstellungen des Ventilöffnungsdrucks

Da ein besonderer Vorteil des proGAV seine Verstellbarkeit ist, soll hier näher auf die Patienten eingegangen werden, bei denen eine solche Verstellung des Ventilöffnungsdrucks vorgenommen wurde.

Die primär implantierte Druckstufe aller Patienten bei der Operation ist Abbildung 40 zu entnehmen:

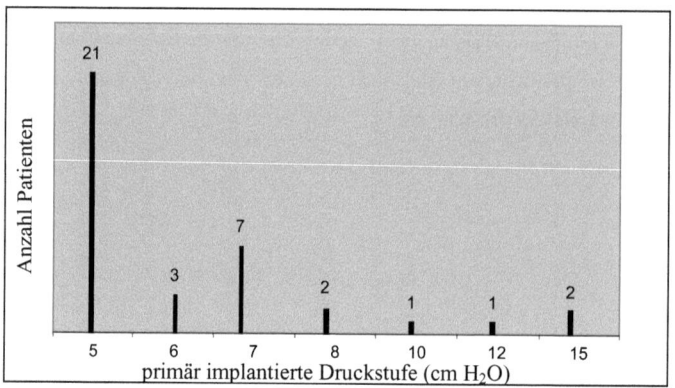

Abbildung 40: Primär implantierte Druckstufe aller Patienten

Bei mehr als der Hälfte der Patienten (56,76 %) wurde ein Ventilöffnungsdruck von 5 cm H_2O gewählt, bei mehr als 80 % der Patienten lag der primär eingestellte Ventilöffnungsdruck zwischen 5 und 7 cm H_2O. Bei genauer Betrachtung der Daten fällt hier auf, dass bei den ersten Operationen ein Öffnungsdruck von 7 cm H_2O eingestellt wurde, die Erfahrung mit dem Ventil mit der Zeit aber zu einer primären Einstellung bei 5 cm H_2O geführt hat. Der Shunt-Assistent wurde bei 35 Patienten als 0/20-Shunt-Assistent implantiert, bei zwei besonders großen Patienten wurde ein 0/25-Shunt-Assistent gewählt (s. Kap. 2.2).

Bei 18 Patienten (45,95 %) wurde im postoperativen Verlauf eine Verstellung des Ventilöffnungsdrucks vorgenommen, davon bei 3 Patienten (8,11 %) zweimal und bei weiteren drei Patienten dreimal. Bei fast allen Patienten wurde das Ventil um eine Differenz von 1 - 3 cm H_2O verstellt; nur bei einer Patientin (Pat. 40) mit einem frühkindlichen Hydrozephalus und einer langen Shunt-Vorgeschichte (s. Kap. 3.4.2.2) wurde bei postoperativer Unterdrainage ein größerer Sprung von 12 auf 4 cm H_2O gewagt, woraufhin die Unterdrainage sich zunächst besserte. Allerdings entwickelte die Patientin im Laufe der Follow-Up-Zeit ein Schlitzventrikel-Syndrom. Der Ventilöffnungsdruck wurde deshalb durch sukzessive Erhöhung über

6 auf 9 cm H$_2$O eingestellt, bis die Patientin im weiteren Verlauf sehr gut damit zurecht kam und sich die Schlitzventrikel zurückbildeten.

Aus Abbildung 41 geht hervor, dass in drei Fällen von Überdrainage eine Verstellung des Öffnungsdrucks nach oben und in allen anderen Fällen bei Unterdrainage eine Verstellung nach unten erfolgte.

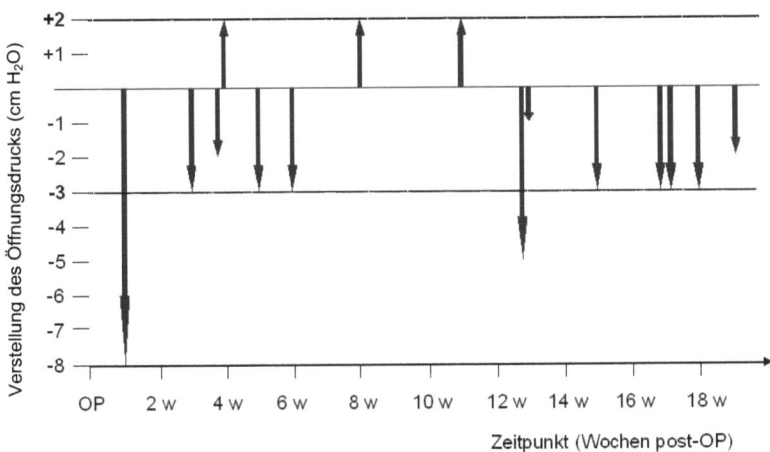

Abbildung 41: Verstellungszeitpunkt postoperativ, Verstellungsausmaß und -richtung

Anzahl der Patienten	Anzahl der Ventildruckumstellungen
19	0
12	1
3	2
3	3
37	27 (entspricht 0,73 Verstellungen pro Patient bezogen auf das Gesamtkollektiv)

Tabelle 31: Anzahl der Verstellungen des Ventilöffnungsdrucks

Anzahl der Patienten	Druckdifferenz vor und nach den Umstellungen
5	5 cmH$_2$O (an zwei Verstellterminen)
8	3 cm H$_2$O
3	2 cm H$_2$O
2	1 cm H$_2$O

Tabelle 32: Druckdifferenz vor und nach Verstellung des Öffnungsdrucks

Wenn man das Augenmerk auf den Zeitpunkt der Verstellung richtet, bemerkt man, dass zwei Drittel der Öffnungsdruckverstellungen in den ersten vier postoperativen Monaten vorgenommen wurden, was darauf hindeutet, dass hier von vorneherein ein zu hoher bzw. zu niedriger Ventilöffnungsdruck gewählt wurde. Die anderen Verstellungen, die zu späteren Zeitpunkten stattfanden, sind vermutlich dadurch zu erklären, dass der primäre Öffnungsdruck richtig gewählt wurde, die intrazerebralen Druckverhältnisse sich aber durch die neuen Abflussbedingungen im Laufe der Zeit geändert haben.

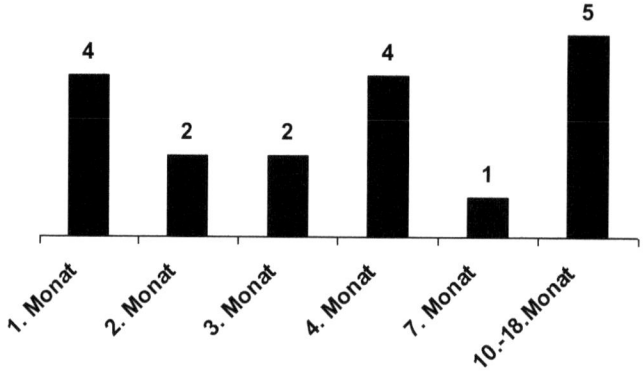

Abbildung 42: Zeitpunkt der Öffnungsdruckverstellungen postoperativ

Auch hinsichtlich der unterschiedlichen Ätiologiegruppen lassen sich einige Besonderheiten herausarbeiten. Hier fällt besonders auf, dass sowohl die INPH- als auch die HHC-Gruppe eine Umstellungsrate von ca. 60 % aufweist, während diese Rate bei den anderen Gruppen deutlich geringer ausfällt.

Ätiologie	Anzahl Patienten	davon Umstellungen	Relative Häufigkeit
INPH	15	9	60,00%
SNPH	6	2	33,33%
HCM	7	2	28,57%
HHC	8	5	62,50%
Pseudotumor	1	0	0,00%
gesamt	37	18	48,65%

Tabelle 33: Umstellungshäufigkeiten der verschiedenen Ätiologiegruppen

Bezüglich der klinischen Ergebnisse fällt auf, dass die Patienten, bei denen gar keine Verstellung des Ventilöffnungsdrucks nötig war, klinisch deutlich bessere Ergebnisse vorwiesen (84,2 % all dieser Patienten im sehr guten und guten Bereich) als die Patienten mit Verstellung des

Öffnungsdrucks (94,44 % der Patienten im guten bis mäßigen Bereich). Die Unterdrainage-Symptomatik besserte sich nur in 7 Fällen signifikant. Andererseits bildeten sich die drei Hygrome nach der Erhöhung des Öffnungdrucks vollständig zurück, sodass es den Patienten mit Überdrainage deutlich besser ging. Einer der beiden Patienten, bei denen sich die Überdrainage zunächst selbstständig zurückbildete, entwickelte im Verlauf eine Unterdrainage, sodass auch bei ihm, einem zunächst als Überdrainage-Patienten gezählten Fall, eine Verstellung des Öffnungsdrucks nach unten erfolgte (Pat. 22).

In den meisten Fällen lässt sich der Unterschied im klinischen Outcome dadurch erklären, dass bei den Patienten, die sich postoperativ klinisch nicht oder nur leicht verbesserten, von einer funktionellen Unterdrainage ausgegangen wurde und man daher eine Herabsetzung des Ventilöffnungsdrucks vornahm. Wenn allerdings die fehlende klinische Besserung nicht in der zunächst angenommenen funktionellen Unterdrainage begründet lag, sondern in einem teilweisen Non-Responding dieser Patienten auf die Shuntanlage, so erklärt sich auch der Unterschied im klinischen Ergebnis der beiden Patientengruppen mit und ohne Verstellungen des Öffnungsdrucks.

Klinisches Ergebnis von Patienten ohne Verstellung (Black)	n = 19
sehr gut	8
gut	8
mäßig	2
vorübergehend	0
schlecht	0
tot	0

Klinisches Ergebnis von Patienten mit Verstellung (Black)	n = 18
sehr gut	1
gut	11
mäßig	6
vorübergehend	1
schlecht	0
tot	0

Tabelle 34: Klinisches Outcome der Patienten ohne und mit Verstellung des Öffnungsdrucks

Die radiologischen Ergebnisse in Form der Evans Differenz vor und nach der Verstellung des Ventilöffnungsdrucks zeigen sowohl im Median (0,006) als auch im Mittelwert (0,012) eine allenfalls minimale Besserung bezüglich der Ventrikelweite, sodass bei allen Umstellungspatienten die klinische Besserung der Symptomatik sehr viel deutlicher war als die radiologisch feststellbare Änderung der Ventrikelweite.

Auf das Gesamtkollektiv bezogen fanden insgesamt 27 Verstellungen, also 0,73 Verstellungen des Öffnungsdrucks pro Patient statt und anders betrachtet 1,5 Verstellungen pro Patient, dessen Ventilöffnungsdruck mindestens einmal verstellt wurde.

4 Diskussion

4.1 Gegenüberstellung verschiedener programmierbarer Ventile

Da die Therapie des Hydrozephalus bis heute von zahlreichen Komplikationen begleitet ist und es bisher noch nicht gelungen ist, ein Shuntsystem zu entwickeln, das alle Komplikationsmöglichkeiten zu beseitigen vermag, geht die Suche nach dem perfekten Ventil weiter.

In diesem Zusammenhang wurde mit dem proGAV versucht, ein verstellbares Differenzdruckventil mit einer hydrostatischen Einheit zu kombinieren, welches MRT-kompatibel ist, und damit die zwei bzw. drei vielversprechendsten Ventiltechniken der letzten Jahre in einem System zu vereinigen.

Zur besseren Vergleichbarkeit soll zunächst eine Darstellung der bisherigen auf dem Markt erschienenen verstellbaren Ventile erfolgen.

4.1.1 Die Sophysa-Ventile

Das erste seit 1984 auf dem Markt erhältliche verstellbare Ventil war das Sophy SU3. Das Prinzip des Sophy-Ventils beruht auf einem Kugel-Konus-Mechanismus (s. Kap. 1.4.2.3), wobei wie beim proGAV der Öffnungsdruck durch einen magnetischen Rotor, der mit einer Feder verbunden ist, von außen und damit nicht-invasiv verstellt werden kann. Beim Sophy SU3 gibt es drei Stufen: high (170 mm H_2O), medium (110 mm H_2O) und low (50 mm H_2O). Das daraufhin folgende Sophy SU8 erlaubt die Verstellung in acht verschiedenen Öffnungsdruckstufen zwischen 50 und 170 mm H_2O.

Aschoff et al. sowie andere Autoren unternahmen In-vitro-Testungen an Sophy SU3- und SU8-Ventilen und zeigten, dass der gemessene Öffnungsdruck zwischen 35 und 100 % von dem eingestellten Öffnungsdruck abwich. Zusätzlich wurde von Korrosionen der kleinen Magnete im Ventil selbst berichtet. [9] [10] [12] [95]

Kurz nach der Einführung des programmierbaren Sophy-Ventils wurden erste Fälle berichtet, in denen es gelang, durch Überdrainage entstandene chronisch-subdurale Hämatome allein durch Erhöhen des Öffnungsdrucks erfolgreich zu behandeln. [24] [39] [84]

Seit 1991 sind Ergebnisse größerer Studien veröffentlicht worden.

Sindou et al. implantierten das Sophy SU8-Ventil bei 75 Erwachsenen. Der Öffnungsdruck wurde in 36 % der Fälle wegen Über- oder Unterdrainage-Symptomen verstellt und damit eine Revisionsoperation in diesen Fällen verhindert. In dieser Studie wurden keine ventilabhängigen Komplikationen beobachtet, da Über- und Unterdrainage durch die Verstellbarkeit des Öffnungsdrucks zu behebbaren Problemen wurden und dadurch nicht als Komplikationen gezählt wurden. [86]

Ähnliche Ergebnisse wurden von Lumenta et al. berichtet.[56]

Katano et al. allerdings berichteten von 4 spontanen Verstellungen des Öffnungsdrucks bei 102 Patienten. [40]

Ebenfalls weniger gute Ergebnisse ergab eine Studie an 198 Patienten mit dem Sophy SU8-Ventil von Will et al. Spontane Verstellungen des Öffnungsdrucks wurden in 15 % der Fälle beobachtet. [100]

Krähling und Maasjosthusmann explantierten das Sophy SU8 in 7 von 32 Fällen aufgrund des inkonstanten Öffnungsdrucks und der spontanen Verstellung des Öffnungsdrucks. [51] O´Reilly und Williams stellten die Funktionalität des Sophy-Ventils in Frage, da sie in 4 von 16 Fällen eine Fehlfunktion des Ventils beobachteten. [70]

Die erfolgreiche Behandlung komplizierend auftretender Über- und Unterdrainagesymptome bei Hydrozephaluspatienten mit dem Sophy SU3 und SU8, die von einigen Autoren berichtet wurde, betont den Wert programmierbarer Ventile, allerdings zeigten die hohe Fehlerquote in einigen klinischen Studien sowie die ungünstigen Ergebnisse der in-vitro-Tests die technologische Unreife der Sophy Ventile auf.

Die Weiterentwicklung des Sophy-Ventils, das Polaris-Ventil, ist mit einem magnetischen Rotor versehen, der - ähnlich wie das proGAV - mit einem Sperrmechanismus ausgestattet ist, um so ein versehentliches Verstellen oder Verstellungen durch magnetische Felder, besonders durch eine MRT-Untersuchung verhindert zu können.

In einer Studie von Inoue wurde der Effekt eines 3-Tesla-Magnetfeldes auf verschiedene Ventilsysteme verglichen (Sophy Polaris, Sophy SU8, Codman-Hakim und Strata). Bis auf das Polaris-Ventil wurde bei allen Ventilen eine deutliche Verstellung des Öffnungsdrucks festgestellt. [37]

4.1.2 Das Codman-Hakim-Ventil

Seit 1989 ist in Europa das „programmierbare" oder besser „verstellbare" Codman-Hakim-Ventil erhältlich. Der Öffnungsdruck dieses Ventils wird ebenfalls magnetisch verstellt, allerdings ist hier ein spezifisches magnetisches Feld für die Verstellung ausschlaggebend. Der Federmechanismus sitzt hier auf einer rotierenden Spirale, die einen Schrittmotor enthält.

Wenn man ein spezifisches magnetisches Feld appliziert, rotiert die Spirale und steigert oder vermindert die Spannung der Feder und damit auch den Öffnungsdruck des Ventils.

Der Öffnungsdruck kann in achtzehn Stufen zwischen 30 und 200 mm H_2O verstellt werden. Auch bei diesem Ventil führten Aschoff et al. in-vitro-Testungen durch. Diese ergaben eine Abweichung des gemessenen Öffnungsdrucks vom eingestellten Öffnungsdruck um 17 %, was signifikant weniger ist als die Abweichung bei den Ventilen Sophy SU3 und SU8. [9]

Der prinzipielle Nachteil verstellbarer Ventile von diesem Typ (ohne zusätzliche Gravitationseinheit oder Anti-Siphon-Device) ist, dass, um eine Überdrainage im Stehen zu vermeiden, ein verhältnismäßig hoher Ventilöffnungsdruck gewählt wird, der dann konsekutiv eine Unterdrainage im Liegen mit sich bringt. so dass hier immer nur ein Kompromiss in der Einstellung des Öffnungsdrucks erzielt werden kann.

Black et al. untersuchten 12 Erwachsene und ein Kind mit dem Codman-Hakim-Ventil. In vier von fünf Fällen wurden klinische Über- und Unterdrainagesymptome durch Verstellen des Öffnungsdrucks erfolgreich behandelt, allerdings gelang es ihnen nicht, wie beim Sophy-Ventil berichtet, ein chronisch-subdurales Hämatom allein durch Verstellen des Öffnungsdrucks zu beheben.

Über ventilabhängige Komplikationen wurde nicht berichtet. [17]

Reinprecht et al. implantierten das Codman-Hakim-Ventil bei 78 Kindern. In zehn Überdrainage-Fällen konnte die klinische Symptomatik bei allen Patienten durch Erhöhen des Öffnungsdrucks beseitigt werden.[77]

Belliard et al. implantierten das Codman-Hakim-Ventil bei 53 Patienten. Insgesamt wurden in 12 Fällen Verstellungen des Öffnungsdrucks vorgenommen, in drei Fällen zur Shunt-Entwöhnung und in neun Fällen (16,98 %) aufgrund post-MRT- oder spontaner Verstellungen des Öffnungsdrucks. Eine Verbesserung der klinischen Symptomatik wurde in 84 % der Fälle erreicht. In einem Fall wurde eine Fehlfunktion eines Ventils beobachtet, die eine Revisionsoperation nötig machte. [14]

Rohde et al. beobachteten in ihrer Studie 60 Kinder mit dem Codman-Hakim-Ventil. In 66,7 % war der primär eingestellte Öffnungsdruck richtig gewählt und es stellte sich eine Verbesserung der klinischen Symptomatik ohne Verstellen des Öffnungsdrucks ein. Bei 16 Kindern zeigten sich Zeichen der Überdrainage, davon konnten in 14 Fällen die Symptome durch Heraufsetzen des Öffnungsdrucks beseitigt werden. Drei Kinder entwickelten Symptome der Unterdrainage, und auch hier konnte in allen Fällen die Symptomatik durch Verstellen des Öffnungsdrucks verbessert werden. Dadurch wurde die primäre Besserungsrate von 66,7 % postoperativ auf 96,7 % nach den Verstellungen des Öffnungsdrucks angehoben. [79]

Pollack et al. untersuchten 194 Patienten mit dem Codman-Hakim-Ventil und 183 Kontrollpatienten (konventionelles Ventil nach Wahl des Operateurs) und berichteten in 22 Fällen von

Problemen mit der Verstellbarkeit. In einer Befragung der behandelnden Ärzte, die an der Studie teilnahmen, wurde angegeben, dass insgesamt 61 Patienten durch die Verstellbarkeit des Öffnungsdrucks nicht reoperiert werden mussten. In der Kontrollgruppe hätte nach Angaben der befragten Ärzte in 31 Fällen eine Ventilexplantation und in 6 Fällen eine andersartige Revisionsoperation vermieden werden können, wenn ein verstellbares Ventil implantiert worden wäre. [73]

Zemack et al. berichten in einer Studie mit 583 Patienten von Verstellproblemen in 15 Fällen und von drei Fällen, in denen sich das Ventil spontan verstellte. Bei 11 von 41 Patienten (26,8 %), die postoperativ eine MRT-Untersuchung erhielten, wurde im Anschluss ein durch das magnetische Feld verstellter Öffnungsdruck festgestellt. Auch in dieser Studie wird angegeben, dass ungefähr bei einem Viertel der Fälle eine Revisionsoperation nötig gewesen wäre, wäre ein nicht-verstellbares Ventil implantiert gewesen. [104]

Arnell et al. untersuchten 122 Kinder mit einem Codman-Hakim-Ventil. Hier wurden in 73 % der Fälle Verstellungen des Öffnungsdrucks vorgenommen. Bei 6 % kam es zu spontanen Verstellungen und bei 16 von 42 Patienten (38 %), die ein MRT erhielten, wurden im Anschluss an das MRT Verstellungen des Öffnungsdrucks beobachtet. [5]

4.1.3 Das PS-Medical-Strata-Ventil

Seit 2001 ist ein neues verstellbares Ventil auf dem Markt, das PS-Medical-Strata-Ventil. Auch dieses Ventil funktioniert mit einem Kugel-Konus-Mechanismus, der durch eine magnetisch verstellbare Feder beeinflusst werden kann. Auch mit diesem Ventil wurden ausführliche Tests durchgeführt, um die Beeinflussung durch ein magnetisches Feld zu untersuchen. Diese Tests ergaben, dass das Strata-Ventil zwar MRT-sicher ist, dies allerdings in dem Sinne, dass das Ventil durch ein MRT von 1,5 Tesla keinen Schaden nimmt, trotzdem aber durch ein 1,5-Tesla-MRT der Öffnungsdruck verstellt werden kann, sodass nach jedem MRT eine Kontrolle und evtl. erneute Verstellung des Öffnungsdrucks nötig ist. [60]

Von prinzipiellem Nachteil bei diesem Ventil ist, dass die Funktion durch das integrierte Siphon-Control-Device (SCD) von der Implantationshöhe in Relation zu dem 0-Punkt in Höhe des Foramen Monroi abhängt, und dass das Ventil aufgrund der Lage der Membran der integrierten Anti-Siphon-Einheit wesentlich durch subkutanen Druck beeinflusst werden kann, so dass dieses Ventil besonders bei Narbenbildung über der Membran zur Unterdrainage neigt.

Kestle et al. untersuchten das Strata-Ventil in einer Multicenter-Studie an 315 Patienten. Insgesamt wurden 256 Verstellungen vorgenommen. Bei 26 % der Patienten, bei denen der Öffnungsdruck verstellt wurde, wurde die klinische Symptomatik dadurch beseitigt. Bei weiteren 37 %

besserte sich die klinische Symptomatik. Bei 89 % der Patienten, bei denen durch die Verstellung eine Besserung eintrat, wurde diese innerhalb der ersten 24 Stunden deutlich. Der mit dem dafür vorgesehenen Gerät abgelesene Öffnungsdruck stimmte in 234 von 238 Fällen mit dem im Röntgenbild abgelesenen Öffnungsdruck überein. [43]
Ahn et al. untersuchten 53 Kinder mit dem Strata-Ventil und auch hier wurde in 16 von 30 Fällen (53,33 %), in denen eine Verstellung des Öffnungsdrucks vorgenommen wurde, eine Verbesserung der klinischen Symptomatik erzielt. [2]

4.1.4 Das proGAV

Es stellt sich die Frage, warum es nötig war, noch eine neue Ventilkonstruktion auf den Markt zu bringen. In den oben genannten Studien wurden mehrere Nachteile deutlich, die einer Optimierung zugänglich sind.

Zum einen ist dies die ständige Gefahr der Überdrainage, die zwar durch die Verstellbarkeit eines Ventils leichter behandelbar ist, die aber auch bei verstellbaren Differenzdruckventilen immer noch in hohem Maße auftritt. Hierfür wurde beim proGAV das verstellbare Differenzdruckventil mit dem Shunt-Assistenten, einer Gravitationseinheit, kombiniert. (s. Kap. 1.4.5)

Kiefer et al. untersuchten sozusagen eine Vorform des proGAV, indem sie ein Codman-Hakim-Ventil mit einem Miethke-Shuntassistenten kombinierten, um die Auswirkungen eines Gravitationsventils auf die Überdrainage-Rate zu beobachten und kamen zu dem Ergebnis, dass ein gravitationsunterstütztes Ventil die Rate der Überdrainage-Komplikationen durchaus verringern kann. [46]

Zum anderen können alle verstellbaren Ventile bis auf das Polaris-Ventil durch ein MRT versehentlich verstellt werden und müssen deshalb danach kontrolliert und ggf. erneut verstellt werden. In die Verstelleinheit des proGAV wurde deshalb zusätzlich eine „Bremse" integriert, die eine versehentliche Verstellung durch MRT oder andere magnetische Felder unmöglich macht.

In einer In-vitro-Studie von Lindner et al. wird gezeigt, dass eine versehentliche Verstellung des proGAV bei korrekt sitzendem Bremsmechanismus selbst durch ein 3-Tesla-MRT nicht möglich ist. [55]

Darüber hinaus ist beim proGAV keine Röntgen-Kontrolle nach Verstellen des Öffnungsdrucks notwendig, da ein Prüfgerät, das wie ein Kompass funktioniert, diese Kontrollfunktion übernimmt. Die Zuverlässigkeit dieses Prüfgerätes wurde in einer In-vitro-Studie von Allin et al. untersucht. Der Öffnungsdruck war korrekt angegeben in mehr als 95 % der Fälle, und auch der in-vitro gemessene Öffnungsdruck stimmte in mehr als 95 % der Fälle mit dem eingestellten Öffnungsdruck überein. Auch in dieser Studie wurde der Öffnungsdruck durch ein 3-Tesla-MRT nicht verstellt. [3]

4.1.5 Die Diskussion um die Verstellbarkeit

Die theoretischen Vorteile der Verstellbarkeit des Öffnungsdrucks liegen auf der Hand: Es besteht die Möglichkeit, komplizierend auftretende Unter- und Überdrainagen einfach durch Verstellen des Öffnungsdrucks zu behandeln und damit eine Revisionsoperation zu verhindern, zumal es gerade bei Normaldruckhydrozephaluspatienten sehr schwierig ist, prä- oder intraoperativ den richtigen Öffnungsdruck für den jeweiligen Patienten vorherzusagen. Für die Wahl des richtigen Öffnungsdrucks gibt es keine allgemein gültigen und verbindlichen Kriterien, weswegen es auch meist von der Erfahrung des Chirurgen abhängt, ob die Wahl richtig ist oder nicht.

Darüber hinaus ist bei Kindern immer wieder ein Problem, dass durch das Körperwachstum auch der hydrostatische Druck steigt, weshalb bei vielen Kindern mit konventionellen Ventilen ein Wechsel des Ventils notwendig ist. Diese Reoperation kann durch die Verstellbarkeit des Öffnungsdrucks vermieden werden.

Die theoretischen Nachteile der Verstellbarkeit sind aber nicht von der Hand zu weisen: Eine komplexere Konstruktion des Ventilmechanismus ist auch anfälliger für Obstruktionen des Ventils. Daneben stellt die Möglichkeit der Verstellbarkeit auch immer einen Anreiz für Patienten und Ärzte dar, diese Möglichkeit wahrzunehmen und unnötigerweise zu verstellen bzw. verstellen zu lassen.

In verschiedenen Studien mit verstellbaren Ventilen wurde darüber berichtet, ob nach Meinung des Autors die Verstellbarkeit einen Vorteil gegenüber konventionellen Differenzdruckventilen darstellt.

So schreiben Reinprecht et al. in einer Studie mit 75 Erwachsenen und 15 Kindern über das Codman-Hakim-Ventil, dass die Verstellbarkeit eines Ventils durchaus einen großen Benefit bringen kann, da, wie oben erwähnt, die Vorhersage des passenden Öffnungsdrucks für den individuellen Patienten sehr schwierig und erfahrungsabhängig ist. [77]

Rohde et al. beschreiben in einer Studie mit 60 Kindern über das Codman-Hakim-Ventil erfolgreiche Behandlungen von Komplikationen wie Über- und Unterdrainage durch die Verstellung des Öffnungsdrucks und sprechen sich damit ebenfalls für die Verstellbarkeit aus. [79]

Sprung et al. berichten in einer Studie über das Dual-Switch-Ventil an 202 Patienten, dass diejenigen Patienten, bei denen eine funktionelle Unterdrainage auftrat, von einem Austausch des Ventils gegen ein Ventil mit niedrigerem Öffnungsdruck im Niederdruckventil klinisch deutlich profitierten. Daraus wird die Schlussfolgerung gezogen, dass eine Revisionsoperation in diesen Fällen nicht nötig gewesen wäre, wäre ein verstellbares Ventil implantiert gewesen. [88]

Bret et al. schreiben von einer Untersuchung an 129 Erwachsenen mit dem Sophy-Ventil, dass in 20-25 % der Fälle eine Reoperation dadurch vermieden werden konnte, weil die Möglichkeit der Verstellbarkeit des Öffnungsdrucks gegeben war. [21]

Auch Zemack et al. sprechen sich in einer Studie über das Codman-Hakim-Ventil an 421 Erwachsenen und 162 Kindern für die Verstellbarkeit und die grundsätzliche Verwendung von verstellbaren Ventilen aus, da man präoperativ nur schwer bis gar nicht einschätzen kann, welcher Patient im Verlauf Komplikationen entwickeln würde. [104]

Carmel et al. zeigten in einer vergleichenden Studie über insgesamt 377 Patienten mit 194 verstellbaren Ventilen und 183 konventionellen Differenzdruckventilen, dass es bezogen auf subdurale Flüssigkeitsansammlungen zwar keinen Unterschied in deren Inzidenz gab, jedoch die Verstellbarkeit einen großen Vorteil in der Behandlung dieser Komplikation darstellt. [22]

Pollack et al. berichten von einer Befragung der behandelnden Ärzte, die an einer Studie mit 194 Codman-Hakim-Patienten und 183 Kontrollpatienten teilnahmen. In dieser Befragung wurde angegeben, dass insgesamt 61 Patienten durch die Verstellbarkeit des Öffnungsdrucks nicht reoperiert werden mussten. In der Kontrollgruppe hätte nach Angaben der befragten Ärzte in 31 Fällen eine Ventilexplantation und in 6 Fällen eine andersartige Revisionsoperation vermieden werden können, wenn ein verstellbares Ventil implantiert gewesen wäre. [73]

Mangano et al. kommen zu anderen Ergebnissen. Sie untersuchten 100 Kinder mit verstellbaren Ventilen und 89 Kinder mit nicht-verstellbaren Ventilen. In der Gruppe der verstellbaren Ventile ergab sich eine jährliche Fehlfunktionsrate dieser Ventile von 11,1 %, wohingegen in der Gruppe der nicht-verstellbaren Ventile keine Fehlfunktion des Ventils auftrat. Die Autoren betonen, dass die Höhe des Proteinanteils im Liquor nicht mit der Fehlfunktionsrate korrelierte. In dieser Studie konnte keine Überlegenheit der verstellbaren Ventile gegenüber den konventionellen nachgewiesen werden. [57]

Eine vergleichende Studie von Ringel et al. über das verstellbare Codman-Hakim-Ventil (247 Erwachsene) und das konventionelle Hakim-Ventil (160 Erwachsene) ergab, dass sich die Gesamtkomplikationsrate und die Rate der Revisionsoperationen aufgrund von Infektionen und katheter- und ventilabhängigen Komplikationen in den beiden Gruppen nicht signifikant unterschied. Zudem war in dieser Studie der Anteil nichttraumatischer subduraler Hämatome und Hygrome in der Codman-Hakim-Gruppe deutlich höher als in der Hakim-Gruppe mit den konventionellen Ventilen, allerdings unterschied sich hier letztlich nicht der Anteil der operativen Dekompressionen. Die Schlussfolgerung, die die Autoren aus diesen Ergebnissen ziehen, ist, dass es nach wie vor gerechtfertigt ist, Standard-Hakim-Ventile bei erwachsenen Patienten mit kommunizierendem Hydrozephalus zu implantieren, da sich kein Unterschied in der Revisionsrate zeigte. [78]

Kestle et al. verglichen in einer Multicenter-Studie mit 315 Patienten das Strata-Ventil mit konventionellen Ventilen und fanden keinen statistisch signifikanten Unterschied in der Überlebensrate zwischen den verschiedenen Ventilen. Allerdings wird auch in dieser Studie von einer Verbesserungsrate von 63 % nach der Verstellung des Ventilöffnungsdrucks berichtet. [43]

Zusammenfassend lässt sich sagen, dass ein verstellbares Ventil nur eine Verbesserung darstellen kann, wenn es die Vorteile konventioneller Ventile in sich vereinigt und die Nachteile anderer verstellbarer Ventile vermieden werden.

4.2 Probleme bei der Vergleichbarkeit klinischer Studien

In der Vergangenheit wurden zahlreiche Studien durchgeführt, anhand derer die Zuverlässigkeit verschiedener verstellbarer und nicht-verstellbarer Ventile untersucht wurde.
[5] [19] [40] [41] [42] [46] [62] [66] [73] [78] [79] [104]

Wie jedoch von Aschoff kritisch beschrieben, lassen viele dieser Studien eine tatsächliche Zuverlässigkeit, Ausführlichkeit und Exaktheit in der Auswertung und auch in der Durchführung vermissen. [10]

Bei einem Vergleichsversuch der Studien untereinander zeigt sich die Problematik bereits an den sich deutlich voneinander unterscheidenden Kriterien, die diesen Untersuchungen zugrunde liegen. Bisher existiert weder ein einheitliches, standardisiertes Studiendesign noch eine allgemein anerkannte Klassifikation der unterschiedlichen Hydrozephalusformen. [68]

Selbst bei den wenigen umfangreich angelegten kontrollierten Studien differieren somit schon vor Beginn der Studie die Ein- und Ausschlusskriterien der Patienten. Ebenso fehlt häufig die Dokumentation einer klinischen Standarduntersuchung, die den prä- und postoperativen Zustand des Patienten eindeutig erfasst und somit eine Gegenüberstellung und Vergleichbarkeit ermöglicht.

Ein weiteres Problem ist die unterschiedliche Erfassung der Komplikationen, die zu erheblichen Unterschieden bei den Komplikationsraten führt. Eine Begründung liegt sicherlich in der Divergenz der Definition und Einteilung der Komplikationen. So unterscheiden sich schon die Begrifflichkeiten „Überdrainage" und „Unterdrainage" mitunter erheblich: Während Sainte-Rose die Unterdrainage von einer Obstruktion unterscheidet, und an weiteren drainagerelevanten Komplikationen subdurale Effusionen, Schlitzventrikel und isolierte Ventrikel erwähnt [80], definiert Di Rocco sowohl Unter- als auch Überdrainage zusammenfassend als „inadäquate Drainage". [23]

Drake erfasst Obstruktionen zusammen mit Unterdrainage, während er unter dem Begriff Überdrainage ebenso wie Sainte-Rose subdurale Effusionen, Schlitzventrikel und isolierte Ventrikel differenziert. [27] Boon erwähnt die Unterdrainage überhaupt nicht und die Überdrainage nur als „subdurale Effusionen". [19]

Pollack definiert die Unterdrainage als „persistierende Ventrikulomegalie" und die Überdrainage als „extraaxiale Effusionen" und Schlitzventrikelsyndrom. [73]

Hanlo schließlich spricht im Rahmen der Überdrainage von „symptomatischer Überdrainage mit Schlitzventrikeln" und benennt die Unterdrainage verallgemeinernd als „Ventilhydrodynamik". [35]

In der hier vorgestellten Studie wird differenziert zwischen Unterdrainage aufgrund einer Obstruktion und der sogenannten „funktionellen" Unterdrainage, definiert als „persistierende Ventrikelgröße einhergehend mit fehlender klinischer Verbesserung trotz funktionierenden Shunts". [87]
Zusammenfassend lässt sich sagen, dass sich die Definitionen des Begriffs „Unterdrainage" zum Teil erheblich voneinander unterscheiden, während die Überdrainage-Komplikationen noch einigermaßen kongruent definiert werden.

Bei dem Patientengut der hier vorliegenden proGAV-Studie wurde besonderer Wert auf eine Unterteilung der verschiedenen Hydrozephalusformen gelegt. Es liegt auf der Hand, dass bei dem klassischen Normaldruckhydrozephalus, der durch Adams und Hakim [1] [34] mit der typischen Trias Gangstörungen, Harninkontinenz und progrediente Demenz definiert wurde, zu unterscheiden ist zwischen einem idiopathischen und einem sekundären Hydrozephalus, dem ein kausales Primärereignis vorausgegangen ist. Bei dieser Form ist es zusätzlich interessant, inwieweit ein direkter Zusammenhang zwischen dem Primärereignis und dem zeitlichen Auftreten der Hydrozephalussymptomatik besteht. Dabei ist vor allem von Interesse, ob sich eine Diskrepanz im Outcome der Patienten der verschiedenen Gruppen zeigt.
Nach dem Vorbild der Dutch-NPH-Study [18] haben wir für das vorliegende Patientengut eine Einteilung unternommen:
1. in den sekundären Normaldruckhydrozephalus, bei dem die Ursache für den Hydrozephalus (Subarachnoidalblutung, intracerebrale Blutung, Trauma, Meningitis) mehr als 3 Monate zurückliegt, die Klinik primär durch die typische Trias Gangstörung, Inkontinenz und Demenz geprägt ist, der Evans Index größer als 0,3 und der intraventrikuläre Druck kleiner als 20 cmH$_2$O ist, und
2. den sekundären Hydrozephalus malresorptivus, bei dem die Ursache für den Hydrozephalus weniger als 3 Monate zurückliegt, die Klinik primär durch die Ursache des Hydrozephalus (Subarachnoidalblutung, intracerebrale Blutung, Trauma, Meningitis) bedingt ist und eine zusätzliche Hydrozephalus-Symptomatik hinzukommt. Der Evans Index ist ebenfalls größer als 0,3 und der intraventrikuläre Druck kann variieren. [18]

Ebenso wie die Einteilungskriterien zu verschiedenen Untergruppen im Patientengut nicht einheitlich definiert sind, existiert auch keine einheitliche Leitlinie für die Vor- und Nachuntersuchung der Patienten sowie für die darauf folgende Zuteilung zu definierten Outcome-Skalen. Für das klinische Outcome existieren zahlreiche unterschiedliche Unter-

suchungsverfahren und Einteilungskriterien. In dieser Studie wurde darauf geachtet, die klinische Symptomatik sowohl prä- als auch postoperativ mit mehreren standardisierten Verfahren genau zu erfassen, um evtl. Ätiologieabhängigkeiten zu erkennen und die Ergebnisse ggf. leicht mit anderen Studien vergleichbar zu machen.
Daher kamen unterschiedliche standardisierte klinische Untersuchungen zur Anwendung.
Der Test nach Stein & Langfitt [89], Black [16] sowie die NPH-Recovery-Rate nach Kiefer [45] wurde für Patienten mit Normaldruckhydrozephalus entwickelt. Da es sich bei dem vorliegenden Patientengut mit 52,5 % überwiegend um Normaldruckhydrozephaluspatienten handelt, konnten diese Tests gut angewendet werden.
In vielen anderen Studien wird auf das klinische Outcome nur in dem Sinn Bezug genommen, dass erwähnt wird, wie viele Patienten eine „klinische Verbesserung" zeigten. [5] [40] [73] [78]

Um solche Zahlen vergleichbar zu machen, ist es dringend notwendig, einheitliche Bewertungskriterien zu schaffen. Zemack verlangt sogar zusätzliche neuropsychologische und Funktionalitätstests, um speziell bei verstellbaren Ventilen eine einheitliche Auswertungsbasis zu schaffen. [103]

Schlussfolgernd lässt sich also postulieren, dass für die Gegenüberstellung von Serien mit Ventilen, die einen fixierten Öffnungsdruck haben und solchen mit verstellbaren Ventilen ein vergleichbares Patientengut sowie einheitliche Definitionen der Komplikationen und des klinischen Outcomes unabdingbar sind.

4.3 Klinische Ergebnisse

Eine Gegenüberstellung der drei in dieser Studie verwendeten klinischen Tests zeigt, dass sie durch die ihnen zugrunde liegenden Kriterien getrennt voneinander betrachtet werden müssen: Die NPH-Recovery-Rate mit ihren fünf Untergruppen „mentaler Zustand", „Gangstörung", „Inkontinenz", „Kopfschmerz" und „Schwindel" gibt im Vergleich zum Test nach Stein & Langfitt ein genaueres Bild der Klinik des Patienten wieder. Neben der typischen Trias des Normaldruckhydrozephalus Harninkontinenz, Gangstörung und progrediente Demenz zeigen sich gerade am Beginn der klinischen Symptomatik häufig Kopfschmerzen und Schwindel. Ebenso treten diese beiden Symptome bei postoperativen Komplikationen zuerst auf. Daher sind diese beiden wichtigen Kriterien im Gegensatz zu Stein & Langfitt und der Black-Skala mit dem Kiefer-Index sowohl prä- als auch postoperativ erfasst.

Die Ergebnisse der NPH-Recovery-Rate belegen, dass insgesamt 89,2 % der Patienten von der Shunt-Therapie profitiert haben (sehr gutes, gutes und moderates Ergebnis). Es zeigen 75,7 % einen sehr guten bis guten postoperativen klinischen Verlauf. Die NPH-Recovery-Rate stellt einen relativen Bezug zwischen dem klinischen Ergebnis der Nachuntersuchung und der präoperativen Symptomatik her. Somit geht die präoperative Symptomatik in die Beobachtung mit ein, der individuelle Zustand des Patienten vor der Operation wird berücksichtigt und mit den Ergebnissen der Nachuntersuchung in Relation gesetzt.

Bei dem Test nach Stein & Langfitt wurde der klinische Zustand des Patienten prä-und postoperativ untersucht, jedoch nicht in Relation gestellt. Lediglich eine Änderung bzw. Stagnation der Klinik kann beobachtet werden. Dieser Test gibt Auskunft über den tatsächlichen Zustand des Patienten bei der jeweiligen Untersuchung.

Präoperativ befanden sich 89,2 % der Patienten auf der Skala nach Stein & Langfitt bei Grad II-IV, postoperativ 91,9 % der Patienten bei Grad 0-II. Nur zwei Patienten verbesserten sich auch nach Verstellung des Öffnungsdrucks gar nicht (Pat. 14 und Pat. 20). Kamen vor der Operation nur 10,8 % der Patienten zuhause alleine zurecht, waren dies nach der Operation 67,6 %.

Der Test nach Black ist ähnlich zu werten wie der Test nach Stein & Langfitt, jedoch mit dem Unterschied, dass lediglich der postoperative Zustand des Patienten erfasst und nur indirekt eine Relation zur präoperativen Situation hergestellt wird. Zusätzlich wird auch eine Verschlechterung des Patienten als Unterkategorie einbezogen. Nach dieser Skala wiesen 97,3 % insgesamt eine Besserung auf, wobei 75,7 % einen sehr guten bis guten postoperativen Verlauf aufzeigten.

Die Anzahl der Non-Responder nach Stein & Langfitt war unter den INPH-Patienten mit 2 Patienten (5,4 %) niedrig, obwohl gerade bei dem chronischen Verlauf eines idiopathischen Normaldruckhydrozephalus mit langer Anamnese vielfach ein schlechtes Ansprechen auf eine Shunttherapie im Vergleich zu einem sekundären Hydrozephalus beobachtet wird. [69]

In einer vergleichenden Betrachtung der verschiedenen Ätiologiegruppen weisen jedoch in unserer Studien nicht die SNPH, sondern die HCM-Patienten die besten klinischen Ergebnisse auf (s. Kap. 3.1.2.1 bis 3.1.2.4).

Diese unterschiedlichen Ergebnisse sind allerdings aufgrund unterschiedlicher Ätiologieeinteilungen nicht direkt miteinander vergleichbar. So kann es durchaus sein, dass Oi et al. die Unterscheidung zwischen den in unserer Studie HCM und SNPH genannten Entitäten nicht durchgeführt haben. Danach würde das in dieser Studie bessere Abschneiden der HCM-Gruppe vor allem im Vergleich zur INPH-Gruppe durchaus mit den Ergebnissen von Oi et al. korrelieren.

Die generelle Verbesserungsrate für Normaldruckhydrozephaluspatienten, wie sie in der Literatur angegeben wird, variiert zwischen 31 und 96 % mit einem Durchschnittswert von 53 %. [13] Einer Metaanalyse zufolge finden Vanneste et al. eine Verbesserungsrate von nur 30-50 % für INPH-Patienten. [98] In anderen Metaanalysen beschreiben Hebb et al. eine Verbesserungsrate von 59 % bei INPH-Patienten. [36]

All diesen Werten liegt allerdings, wie oben beschrieben, eine uneinheitliche Ausgangssituation zugrunde, sodass ein genauer Vergleich der klinischen Ergebnisse verschiedener Serien nicht zuverlässig durchführbar ist.

4.4 Korrelation der radiologischen mit den klinischen Ergebnissen

Ein wichtiger Parameter bei der Frage der Korrelation der radiologischen und der klinischen Ergebnisse ist mit Sicherheit der Typ des implantierten Ventils. Bei konventionellen Differenzdruck-Ventilen ist mit einer stärkeren Rückbildung der Ventrikelweite bis hin zur Überdrainage zu rechnen. Demgegenüber ist bei hydrostatischen Ventilen und Gravitationsventilen oder Anti-Siphon-Einheiten bereits durch das Konstruktionsprinzip davon auszugehen, dass sie Rückbildung der Ventrikelweite geringer ausfallen wird.

Weltweit wird heute der von Evans eingeführte Evans Index verwendet, der eine einfache und reproduzierbare Methode der Ventrikelausmessung darstellt. [28]
Die Differenz zwischen dem prä- und dem postoperativen Wert beschreibt die Veränderung des Ventrikelvolumens nach der Shunttherapie. Da der Evans Index nur einen intraindividuellen Vergleich der Ventrikelweite vor und nach der Operation zulässt, wurde ein weiterer Index hinzugezogen: die Evans Ratio. Sie erlaubt unter besonderer Berücksichtigung der Ausgangsposition eines Patienten auch einen interindividuellen Vergleich.
Insgesamt zeigt sich in dieser Studie, dass sich zwar ein gewisser Trend zu einer nur geringen Rückbildung der Ventrikelweite feststellen lässt, dieser lässt sich jedoch statistisch nicht nachweisen.
Auch im Vergleich der unterschiedlichen Ätiologiegruppen fallen keine nennenswerten Unterschiede auf. Allein auffällig ist eine deutliche Tendenz zur nur minimalen Rückbildung in der INPH-Gruppe, die sich in den anderen Ätiologiegruppen nicht nachweisen lässt. (s. Kap. 3.2.2.2)
Einen genaueren Vergleich der Ergebnisse zwischen den einzelnen Ätiologiegruppen durchzuführen ist allerdings nur sinnvoll, wenn ein ausreichend größeres Patientengut als in dieser proGAV-Studie mit 40 Patienten vorhanden ist.

In der Literatur werden verschiedene Shunt-Studien angeführt, in denen ein signifikanter Zusammenhang zwischen der Reduktion der Ventrikelweite und der Besserung der klinischen Symptomatik besteht, in anderen wiederum konnte diese Korrelation nicht nachgewiesen werden.
Es ist davon auszugehen, dass die Rückbildungstendenz der Ventrikel zunächst von der Elastizität des Hirngewebes abhängt, - sie beim kindlichen und akuten Hydrozephalus also größer sein wird - und andererseits auch von der Art des Ventils. Ein einfaches Differenz-

druckventil mit der Tendenz zur Überdrainage wird also eher zu einer Reduzierung der Ventrikelgröße führen als ein hydrostatisches Ventil.

Bei einer Untersuchung von 45 Erwachsenen über einen Zeitraum von 16 Jahren und einer durchschnittlichen Follow-Up-Zeit von 13 Jahren kamen Petersen et al. 1985 zu dem Ergebnis, dass die präoperativen radiologischen Aufnahmen zwar eine wichtige Rolle in der Diagnosestellung sowie der Verlaufskontrolle spielen, jedoch keine Korrelation zwischen der Ventrikelgröße und dem klinischen Outcome zu finden sei. [72]

Dagegen stellte Pang 1994 in einer Untersuchung mit 12 Patienten die einzige deutliche Korrelation zwischen der klinischen Symptomatik und der Ventrikelgröße fest. Alle 12 Patienten wurden erfolgreich therapiert. [71]

Ebenso zeigte sich 1993 in einer Studie mit 10 Patienten von Tanaka et al., dass eine leichte Reduktion der Ventrikelgröße mit einer erfolgreichen Shunttherapie einherging. [90]

Dagegen untersuchten Tuli et al. 1999 in einer randomisierten Multicenterstudie anhand von 344 Kindern drei verschiedene Ventiltypen (Standard-, Anti-Siphon- und flussregulierte Ventile) auf ursprünglich erwartete Unterschiede in der Ventrikelrückbildung. Es kam bei allen drei Ventiltypen zu einer Reduktion der Ventrikelgröße, es fand sich jedoch kein Unterschied zwischen den Ventiltypen. [96]

Kiefer et al. konnten in einer Studie mit 30 Patienten, ähnlich wie in unserer Studie, keine signifikante Korrelation der klinischen mit den radiologischen Ergebnissen feststellen. [49]

Dagegen fanden Meier et al. in einer Studie mit 60 Normaldruckhydrozephalus-Patienten über das Dual-Switch-Ventil, dass die Patienten, deren Ventrikelweite sich nur minimal bzw. gar nicht änderte, die besten klinischen Ergebnisse zeigten. [64]

McConnell et al. untersuchten an 51 Patienten mit verstellbaren Ventilen speziell, ob es eine Korrelation zwischen der Reduktion der Ventrikelweite und der klinischen Verbesserung nach einer Verstellung des Öffnungsdrucks gibt und kamen hierbei zu einem positiven Ergebnis. Außerdem stellten sie die These auf, dass klinisch eindeutige Responder demnach mehr parenchymale Elastizität aufweisen als Non-Responder. [58]

Um dies zu bestätigen oder zu widerlegen, ist unser Patientengut noch zu klein. Mit Sicherheit ist auch von großer Relevanz, dass unser Patientengut ganz vorwiegend aus Erwachsenen besteht, die bei mangelnder Elastizität eine geringere Fähigkeit zur Rückbildung der Ventrikel haben.

Unsere Studie zeigt jedoch eine geringe Korrelation der Differenz des Stein-Wertes mit der Differenz des Evans Index. Allerdings findet sich keinerlei Korrelation der Differenz des Kiefer Score mit der Differenz des Evans Index. Woran dies liegt, ist schwer zu beurteilen und müsste zunächst anhand einer größeren Fallzahl verifiziert werden.

4.5 Komplikationen

Wie in Kapitel 4.2 dargestellt, ist auch ein ernst zu nehmender Vergleich der Komplikationen aufgrund der uneinheitlichen Definition kaum möglich. Einige Zahlen lassen sich jedoch aus den einzelnen Studien herausfiltern und direkt mit anderen vergleichen.

Wünschenswert wäre es, ein international anerkanntes einheitliches Studiendesign zu entwickeln, das festlegt, welche Werte verglichen werden sollen und in welchen Maßeinheiten dies geschehen soll.

Dazu sollte bei der Betrachtung der Komplikationen zunächst unterschieden werden zwischen Komplikationen, die unabhängig von dem untersuchten Ventil sind, wie z.b. Infektionen, Diskonnektionen, Obstruktionen oder Fehllagen des intraventrikulären oder peritonealen Katheters einerseits, und zum anderen Komplikationen, die direkt mit der Funktion des Ventils zusammenhängen, wie z.b. Überdrainage mit der Folge eines Schlitzventrikelsyndroms, subduralen Hygromen bzw. Hämatomen oder Unterdrainage, die durch eine Obstruktion des Ventils selbst oder durch einen zu hohen Öffnungsdruck entsteht. Im Zeitalter der verstellbaren Ventile könnte anstelle der Begrifflichkeiten „ventilunabhängig und ventilabhängig" auch von ventilunabhängigen und von ventilbehebbaren Komplikationen gesprochen werden.

Di Rocco et al. nehmen eine solche Einteilung ebenfalls vor und benennen die hier ventilunabhängigen Komplikationen mit Ausnahme der Infektionen als „mechanische Komplikationen", die ventilabhängigen als "funktionelle Komplikationen" und behandeln zusätzlich als dritte Sparte die „Infektionskomplikationen".[23]

4.5.1 Ventilunabhängige Komplikationen

4.5.1.1 Infektion

Insgesamt traten bei unserem Patientengut 2 Shuntinfektionen auf, das entspricht 5,3 %. Auch hier ist ein Vergleich der Studienergebnisse untereinander schwierig, da selten klar genannt wird, ob es sich bei der genannten Infektionsrate nur um reine Shuntinfektionen handelt oder ob auch Wundinfektionen oder Wundheilungsstörungen inbegriffen sind.

Ein Vergleich der Komplikationsraten von Studien, in denen eindeutig nur die Shuntinfektionsrate genannt wird, ergibt sehr unterschiedliche Ergebnisse:

So berichten Meier et al. in einer Studie mit 30 Erwachsenen mit Normaldruckhydrozephalus über das proGAV von einer Infektionsrate von 0 %.[63]

Arnell et al. nennen in ihrer Studie an 122 Kindern über das Codman-Hakim-Ventil bei einem Follow-Up von durchschnittlich 7 Jahren eine vermutete Infektionsrate von 22 % und eine mikrobiologisch bewiesene Rate von 12 %. [5]

Kay et al. fanden unter 139 erwachsenen Patienten bei 21 Fällen (15 %) mit dem Codman-Hakim-Ventil eine Shuntinfektion, wobei die Infektion bei 15 Patienten (71,4 %) innerhalb des ersten Jahres post operationem auftrat. Andere Studien weisen Infektionsraten von 8,5 % [104], 3,9 % [40] oder 10,8 % [73] auf.

Es sollte hier zwischen Studien mit vorwiegend erwachsenen Patienten gegenüber solchen mit Kindern differenziert werden, da in Kinderserien wegen des Körperwachstums und aufgrund der größeren Empfindlichkeit gegenüber Hautkomplikationen mit insgesamt mehr Infektionskomplikationen zu rechnen ist.

4.5.1.2 Katheterfehllagen, Diskonnektionen, Katheterobstruktionen

In unserer Studie kam es bei einer Patientin zu einer revisionspflichtigen Fehllage des Ventrikelkatheters (Pat. 1). Die Korrektur der Lage des Ventrikelkatheters fand zwei Tage nach der ursprünglichen Shuntoperation statt, weshalb wir die Patientin in das laufende Follow-Up mit einschlossen.

Des Weiteren berichten viele Studien über Diskonnektionen der Katheter vom Ventil oder über Obstruktionen der Katheter, wobei auch hier nicht eindeutig differenziert wurde, ob es sich um eine Ventil- oder um eine Katheterobstruktion handelt.

In unserer Studie kam es bei keinem Patienten zu einer Diskonnektion oder Obstruktion des Ventrikel- oder Peritonealkatheters, und auch Meier et al. erwähnen in ihrer Studie über das proGAV diesbezüglich keine Komplikationen. [63]

Zemack et al. berichten in einer umfangreichen Studie mit 583 Patienten mit dem Codman-Hakim-Ventil über 37 proximale (6,3 %) und 27 distale (4,6 %) Obstruktionen sowie einer Diskonnektion des Katheters in 16 Fällen (2,7 %). Auch viele andere Studien über dieses Ventil berichten von Problemen vor allem mit der Obstruktion der Katheter. Dies ist sicherlich durch die bei diesem Ventil gesteigerte Gefahr der Überdrainage mit der Folge enger Ventrikel zu erklären, was die Wahrscheinlichkeit einer Okklusion des Ventrikelkatheters erhöht. [80]

4.5.2 Ventilabhängige Komplikationen

4.5.2.1 Überdrainage

Die Gründe für eine Überdrainage können verschieden sein. Zunächst kommt natürlich ein primär zu niedrig gewählter Ventilöffnungsdruck in Frage. Bei Kindern spielt zusätzlich das Wachstum eine große Rolle, da mit steigender Körpergröße auch der hydrostatische Druck steigt und so eine Überdrainage bedingt. Andere Gründe für eine Überdrainage können aber auch ein intermittierend gesteigerter intrakranieller Druck während der REM-Schlafphasen oder beim Weinen oder Schreien sein. Als letzte Erklärung für eine Überdrainage kommt natürlich ein insuffizient arbeitendes Ventil in Frage.

Die Überdrainage ist, wie oben beschrieben, bei genauem Hinsehen die einzige Komplikation, die in den meisten verglichenen Studien noch einigermaßen kongruent definiert wird. Bei den Patienten unserer Studie trat in fünf Fällen (13,2 %) eine Überdrainage auf, darunter ein HCM- (12,5 % aller HCM-Patienten), ein HHC- (12,5 % aller HHC-Patienten) und drei INPH-Patienten (20 % aller INPH-Patienten). Bei einem dieser fünf Patienten (INPH) trat ein transientes subdurales Hämatom auf, bei den vier anderen ein Hygrom (s. Kap. 8.1). Zemack beschreibt eine Überdrainage-Rate von 35,4 % (n = 250) bei einer Gesamtzahl von 583 Patienten, davon wurde die Diagnose bei 61 Patienten (8,6 %) durch das CT gestellt, bei 38 Patienten wurde ein Hygrom gesehen. Wenn man sich diese Zahlen genauer anschaut, ist davon auszugehen, dass bei 23 Patienten andere radiologische Zeichen einer Überdrainage zu Tage traten, bei 189 Patienten wurde die Diagnose der Überdrainage demnach klinisch gestellt. [104]

Kay et al. schreiben in ihrer Studie an 139 Erwachsenen von 37 Hygromen (27 %) und 5 Patienten mit Schlitzventrikelsyndromen (3,6 %). [41]

Dahingegen sprechen Katano et al. in einer Studie an 102 Erwachsenen mit dem Polaris-Ventil von 4 Patienten mit Überdrainage, berechnen diese vier Patienten allerdings nicht in die Komplikationsrate mit ein, da das Phänomen der Überdrainage durch die Verstellbarkeit des Ventils behebbar ist. [40]

Rohde et al. fanden in einer Studie mit 60 Kindern über das Codman-Hakim-Ventil 13 klinische Überdrainagen (21,7 %), 2 Schlitzventrikelsyndrome (3,3 %) und ein Hygrom (1,7 %), wohingegen Arnell in einer Studie mit 122 Kindern und dem gleichen Ventil nur in 1 % der Fälle von einer Überdrainage spricht. Ob dies mit unterschiedlich gewählten primären Öffnungsdrücken in dem Sinne, dass Arnell et al. eher hoch eingestellte Öffnungsdrücke bevorzugten, zu erklären ist, lässt sich anhand der berichteten Daten nicht nachvollziehen. [79] [5]

Pollack et al. erwähnen in einer groß angelegten randomisierten und kontrollierten Studie mit 194 Patienten in der Codman-Hakim-Gruppe ein Rate schwerer Überdrainagekomplikationen (Schlitzventrikel oder subdurale Effusionen) von 5 %. [73]

4.5.2.2 Unterdrainage

Die Gründe für eine Unterdrainage sind ebenfalls vielseitig. Zunächst kann unterschieden werden zwischen Unterdrainageursachen, die durch eine Verstellung des Öffnungsdrucks behandelbar sind, und solchen, die dadurch nicht in den Griff zu bekommen sind. Die Ursachen für eine Unterdrainage, die durch Verstellung des Öffnungsdrucks nicht beseitigt werden können, sind Obstruktionen des Ventrikel- oder Peritonealkatheters durch Fehllage, Knickbildung oder Ablagerungen im Katheter, wobei diese zu den ventilunabhängigen Komplikationen gezählt werden sollten, die Obstruktion des Ventils selbst durch Ablagerungen von Blut oder Proteinen, die Komprimierung mancher Ventiltypen durch kontraktes Narbengewebe oder die insuffiziente peritoneale Resorption des Liquors durch intraperitoneale Adhäsionen, Pseudozysten oder Aszites.

Die durch eine Verstellung des Öffnungsdrucks behebbare Ursache für eine Unterdrainage ist die funktionelle Unterdrainage, die in der vorliegenden proGAV-Studie definiert ist als fehlende Rückbildung der Ventrikelweite einhergehend mit einer insuffizienten klinischen Besserung trotz funktionierenden Shunts. Die Gründe dafür können zum einen ein primär zu hoch gewählter Ventilöffnungsdruck oder eine fehlerhafte Übereinstimmung zwischen dem angezeigten und dem tatsächlichen Öffnungsdruck sein, zum anderen kommt ein gesteigerter intraperitonealer Druck durch Adipositas, Obstipation oder Schwangerschaft in Frage.

Bei dem Versuch eines direkten Vergleichs der Studien untereinander fällt auf, dass ein solches Vorhaben beinahe unmöglich ist. Zum einen sind die Definitionen der Unterdrainage, wie in Kap. 4.2 beschrieben, so unterschiedlich, dass eine Zuordnung zu bestimmten Symptomen oder Definitionen sehr schwierig ist. Und zum anderen wird die Unterdrainage in vielen Studien gar nicht als solche erwähnt oder allenfalls unter Obstruktionen subsummiert.

Von einer direkten Ventilobstruktion berichtet Zemack in der oben bereits erwähnten Studie über das Codman-Hakim-Ventil in 13 Fällen (2,2 %) und in einer 2002 veröffentlichten Studie mit 218 Patienten mit idiopathischem Normaldruckhydrozephalus und sekundärem Normaldruckhydrozephalus über das Codman-Hakim-Ventil in 2 Fällen (0,9 %). [102] [104]

Auch Rohde spricht in der oben genannten Studie von einer Ventilobstruktion (1,7 %). [79]

Pollack wiederum erwähnt 4 Ventilobstruktionen bei 194 Patienten (2,1 %) mit dem Codman-Hakim-Ventil und spricht gleichzeitig davon, dass 56 % aller operativen Revisionen aufgrund einer nicht näher bezeichneten Obstruktion stattfanden. [73]

In unserer Studie kam es in keinem Fall zu einer Obstruktion des Ventils selbst, allerdings in 36,8 % der Fälle zu einer funktionellen Unterdrainage. Zemack beschreibt eine Unterdrainage-Rate von 27,6 %, zählt diese jedoch nicht zu den Komplikationen, da es sich um Patienten mit verstellbaren Ventilen handelte. [104]

Arnell et al. subsummiert die Unterdrainage-Fälle unter die Obstruktionen und teilt diese auf in proximale und distale Obstruktionen, erwähnt jedoch keine Obstruktion des Ventils selbst. Kiefer et al. berichten in einer Studie mit 18 LOVA-Patienten (s. Kap. 1.2.5.6) mit dem Codman-Hakim-Ventil von einer Unterdrainage in 5,6 % der Fälle [49] und Rohde erwähnt 3 Unterdrainage-Komplikationen (5 %). [79]

Insgesamt gesehen ist ein Vergleich also nahezu unmöglich und auch die sog. „overall-complication-rate" variiert natürlich deutlich, je nachdem, ob man die Unter- und auch die Überdrainagerate mit einberechnet oder nicht.

So liegt diese „overall-complication-rate" in unserer Studie mit den Unterdrainagefällen bei 65,8 %, ohne diese Fälle allerdings nur bei 28,9 % und damit durchaus im vergleichbaren Bereich der anderen Studien, die eine solche „overall-complication-rate" berechnen (38,3 % [40], 12 % [49], 25,5 % [78], 19,7 % [103]).

4.5.2.3 MRT-bedingte und spontane Verstellungen, Probleme bei der Verstellbarkeit

Ein letzter Komplikationspunkt, der hier verglichen werden soll, ist die Rate der spontanen und MRT-bedingten Verstellungen sowie etwaige Probleme bei der Verstellung des Öffnungsdrucks. Entsprechend dem Konzept, in die Verstelleinheit des proGAV eine „Bremse" zu integrieren, die eine versehentliche Verstellung durch MRT oder andere magnetische Felder unmöglich machen soll, traten solche spontanen oder ungewollten Verstellungen in unserer Studie mit 40 Patienten und 9 postoperativen MRT-Kontrollen auch nicht auf. In einer In-vitro-Studie von Lindner et al. wird gezeigt, dass eine versehentliche Verstellung des proGAV bei korrekt sitzendem Bremsmechanismus selbst durch ein 3-Tesla-MRT nicht möglich ist. [55]

Auch Allin et al. konnten in ihrer In-vitro-Studie über das proGAV die Beständigkeit gegenüber einem 3-Tesla-Magnetfeld beweisen.[3]

Bei unseren Patienten traten keine Probleme bei der Verstellung des Öffnungsdrucks auf, der Verstellmechanismus ist zuverlässig und einfach zu handhaben.

Auch Meier et al. berichteten in ihrer Studie über das proGAV nicht von ungewollten Verstellungen, jedoch von einer gewissen Schwierigkeit bei der Verstellung des Öffnungsdrucks in den ersten 10 postoperativen Tagen aufgrund des geschwollenen Wundareals bei 6 Patienten (20 %) und von einer einen Monat anhaltenden Blockade des Verstellmechanismus in einem Fall (3,3 %). [63]

Pollack beschreibt in seiner randomisierten Studie über das Codman-Hakim-Ventil in 22 Fällen Probleme bei der Verstellung des Öffnungsdrucks (11,3 %). Insgesamt wurden 10 % aller vorgenommenen Verstellungen des Öffnungsdrucks infolge einer versehentlichen Verstellung durch ein MRT durchgeführt. [73]

Arnell berichtet von einer MRT-bedingten Verstellung in 38 % aller durchgeführten MRTs und von spontanen, nicht-MRT-bedingten Verstellungen in 4 % der Fälle. Ebenso ist von Problemen bei der Verstellbarkeit in 6 % der Fälle die Rede. [5]

Zemack et al. schreiben von 26,8 % relevanten MRT-bedingten Verstellungen bezogen auf alle durchgeführten MRTs sowie spontanen Verstellungen in 3 Fällen und von Problemen bei der Verstellbarkeit in 15 Fällen (2,6 %). [104]

4.6 Evaluation der Verstellbarkeit

Um die Verstellungen des Öffnungsdrucks zwischen den einzelnen Studien zu vergleichen, sollten hier ebenfalls einheitliche Bedingungen geschaffen werden. Am aussagekräftigsten sollte hier die Verbesserung des klinischen Outcome nach der Verstellung sein.

Dies wird allerdings nur in wenigen Studien erläutert. Auch in unserer Studie ist diese Auswertung noch nicht suffizient aussagekräftig, da eine Verstellung des Ventilöffnungsdrucks nur bei 18 der 40 Patienten erfolgte. Um wirklich aussagekräftige Resultate zu erhalten, muss zunächst eine höhere Fallzahl in die Studie mit eingehen.

Die theoretischen Vorteile der Verstellbarkeit des Öffnungsdrucks liegen auf der Hand: Es besteht die Möglichkeit, Unter- und Überdrainagen einfach durch Verstellen des Öffnungsdrucks zu behandeln und damit eine Revisionsoperation zu verhindern, zumal es gerade bei Normaldruckhydrozephaluspatienten sehr schwierig ist, prä- oder intraoperativ den optimalen Öffnungsdruck für den jeweiligen Patienten vorherzusagen. Darüber hinaus ist bei Kindern immer wieder ein Problem, dass durch das Körperwachstum auch der hydrostatische Druck steigt, weshalb bei vielen Kindern mit konventionellen Ventilen ein Wechsel des Ventils notwendig ist. Diese Reoperation kann durch die Verstellbarkeit des Öffnungsdrucks vermieden werden.

In der vorliegenden Studie wurde bei 18 Patienten (45,95 %) im postoperativen Verlauf eine Verstellung des Ventilöffnungsdrucks vorgenommen, davon bei 3 Patienten (8,11%) zweimal und bei weiteren 3 Patienten dreimal. Bei den meisten Patienten wurde das Ventil um eine Differenz von 1 - 3 cm H_2O verstellt. In der Mehrzahl der Fälle fanden die Verstellungen in den ersten vier Monaten post operationem statt.

Hinsichtlich der Ätiologiegruppen in unserer Studie fällt auf, dass sowohl die INPH- als auch die HHC-Gruppe eine Umstellungsrate von ca. 60 % aufweist, während diese Rate bei den anderen Gruppen deutlich geringer ausfällt. Auch hier müssen zunächst größer angelegte Studien hinterfragen, ob es einen eindeutigen Zusammenhang zwischen der Ätiologie und dem Bedarf nach Verstellbarkeit gibt.

Bezüglich der klinischen Ergebnisse fällt auf, dass die Patienten, bei denen gar keine Verstellung des Ventilöffnungsdrucks nötig war, klinisch deutlich bessere Ergebnisse vorwiesen (84,2 % all dieser Patienten im sehr guten und guten Bereich) als die Patienten mit Verstellung des Öffnungsdrucks (94,44 % der Patienten im guten bis mäßigen Bereich). In allen 14 Unterdrainage-Fällen besserte sich die klinische Symptomatik, davon allerdings nur in sieben Fällen deutlich. Bei den drei Patienten mit Überdrainage, bei denen eine Verstellung des Öffnungsdrucks nötig wurde, kam es zu einer restitutio ad integrum.

Hier stellt sich die Frage, ob es eine grundsätzliche Annahme sein kann, dass Patienten, die keine Verstellung des Öffnungsdrucks benötigen, von vornherein diejenigen sind, die ein besseres Outcome versprechen. Dafür müssten, wie Kiefer et al. es bereits versuchten, Outcome-Prädiktoren geschaffen werden, die auf komplikationsträchtige Fälle hinweisen können. [48]

Auch ist zu hinterfragen, ob die Verstellbarkeit des proGAV eine höhere Besserungsrate bei Überdrainagekomplikationen als bei Unterdrainage-Fällen aufweist. Zur Klärung dieser Frage sind jedoch größere Fallzahlen nötig.

Insgesamt gesehen hatten 43,2 % unserer Patienten ein direkt postoperativ gutes bis sehr gutes Ergebnis nach Black, nach den Verstellungen waren es 75,7 % (gut bis sehr gut nach Black). Somit profitierten 66,7 % der Patienten, bei denen eine Verstellung des Öffnungsdrucks vorgenommen wurde, deutlich von dieser Möglichkeit.

Auf unser Gesamtkollektiv bezogen fanden 0,73 Verstellungen des Öffnungsdrucks pro Patient statt und - in einer anderen Betrachtungsweise - 1,5 Verstellungen pro Patient, dessen Ventilöffnungsdruck mindestens einmal verstellt wurde.

Auch Katano et al. beschreiben eine Verstellungsrate von 0,74/Patient. Die mittlere Zeit bis zur endgültigen Einstellung betrug 135,9 Tage, auch hier fanden also die meisten Verstellungen innerhalb der ersten 4-5 Monate statt. Es werden allerdings keine Angaben zur Besserung der klinischen Symptomatik gemacht.[40]

Kay et al. berichten von 66 Patienten, die vor der Shuntoperation Kopfschmerzen hatten, davon waren 28 (42,4 %) direkt postoperativ kopfschmerzfrei. Von den verbleibenden 38 Patienten wurden 27 durch Verstellung des Öffnungsdrucks von ihren Kopfschmerzen befreit (71 %). Hier waren bei mehreren Patienten mehr als drei Verstellungen des Öffnungsdrucks notwendig. Weiter wird von 6 Patienten berichtet, die eine Überdrainage entwickelten. Vier dieser Patienten konnte durch die Erhöhung des Öffnungsdrucks geholfen werden. [41]

Ringel et al. nahmen in 39 % der Fälle Verstellungen vor, es wird eine Verstellungsrate von nur 0,58/Patient genannt und 1,44 Verstellungen pro Patient, dessen Ventilöffnungsdruck mindestens einmal verstellt wurde. Hier werden keine Angaben zur Besserung der klinischen Symptomatik gemacht. Allerdings sieht Ringel keinen Anhalt für eine Reduktion der Revisionsrate durch die Verstellbarkeit des Ventils. [78]

Rohde et al. beschreiben eine primäre postoperative Verbesserung der klinischen Symptomatik in 66,7 % der Fälle; nach Öffnungsdruckverstellungen bei den Patienten, die sich postoperativ nicht suffizient verbesserten, konnte eine klinische Gesamtverbesserungsrate von 96,7 % festgestellt werden. [79]

Ahn et al. implantierten 61 Strata-Ventile bei 53 Kindern. Bei 30 Kindern wurden Verstellungen des Öffnungdrucks vorgenommen, davon resultierte in 53 % eine Besserung der klinischen Symptomatik. [2]

Auch Kestle et al. berichten in einer Studie über das Strata-Ventil mit 315 Patienten, in der 256 Verstellungen des Öffnungsdrucks vorgenommen wurden (Verstellungsrate 0,81/Patient) von einer klinischen Besserung in 63 % der Fälle. Es wird außerdem erwähnt, dass die Verbesserung der Symptomatik in 89 % der Fälle innerhalb von 24 Stunden nach der Verstellung auftrat. [43]

Zemack et al. beschreiben eine klinische Verbesserung nach Verstellung des Öffnungsdrucks in 64,6 %, wobei es keinen Unterschied zu geben scheint, mit welcher Indikation - ob geplant, aufgrund klinischer oder aufgrund radiologischer Begebenheiten - die Verstellung durchgeführt wird. Darüber hinaus wird angegeben, dass eine in neun Fällen durchgeführte Feinjustierung des Öffnungsdrucks in kleinen Verstellschritten keine signifikante Besserung ergab. [104]

Gegensätzlich dazu befinden allerdings Katano et al. in einer vergleichenden Studie über die beiden Sophy-Ventile (SU3 und SU8) und das Codman-Hakim-Ventil, dass die kleineren Druckstufenintervalle des Codman-Hakim-Ventils zum besseren Abschneiden desselben verglichen mit dem Sophy-SU3-Ventil beitrugen. [40]

Zemack et al. erwähnen darüber hinaus, dass eine hydrostatische Komponente im Ventilmechanismus, wie sie im proGAV integriert ist, wesentlich zur Reduktion der Überdrainage-Raten auch bei Patienten mit verstellbaren Ventilen beitragen dürfte. [104] Dies kann in unserer Studie anhand der vergleichsweise niedrigen Überdrainage-Rate von 13,16 % zunächst teilweise nachvollzogen werden, allerdings müssen auch hier höhere Fallzahlen ausgewertet werden.

Ähnlich wie Zemack et al. in einer weiteren 2002 durchgeführten Studie zeigten, dass in der INPH-Gruppe dieser Studie eine Verstellungsrate von 0.94/INPH-Patient, in der SNPH-Gruppe allerdings nur von 0,69/SNPH-Patient vorlag, deuten auch unsere Ergebnisse allerdings in anderen Ausmaßen auf diesen Unterschied hin: 0,6/INPH-Patient und 0,3/SNPH-Patient.

Wie in unserer Studie profitierten bei Zemack des Weiteren die Patienten, bei denen wegen einer komplizierenden Überdrainage der Öffnungsdruck verstellt wurde, mehr als die Patienten mit Unterdrainage.

Auch besserte sich hier nach der Verstellung des Ventilöffnungsdrucks die Gangstörung mehr als die Demenz und die Inkontinenz. [104] Um diese Veränderungen jedoch zuverlässig auswerten zu können, müssen zunächst wiederum einheitliche Definitionen der klinischen Bewertung der Symptome, deren Klassifikation und Veränderungsskalen entwickelt oder festgelegt werden.

4.7 Neuland: ein verstellbarer Shunt-Assistent

Die konsequente Weiterführung des Gedankens der Verstellbarkeit ist nun - in Anbetracht der persistierend hohen Über- und Unterdrainage-Raten - in die Entwicklung einer verstellbaren Gravitationseinheit gemündet. So soll demnächst ein Ventilsystem erhältlich sein, in denen sowohl die normale Verstelleinheit wie beim proGAV integriert ist als auch eine verstellbare Gravitationseinheit wie der Shunt-Assistent (proSA), die im Bereich von 0 - 40 cm H_2O stufenlos verstellbar ist. [65]

Die Vorteile dieses neuen Systems sind vor allem bei Kindern nicht von der Hand zu weisen, da eine stufenlose Anpassung an das individuelle Wachstum der Kinder möglich ist. Darüber hinaus könnte mit einem solchen neuen System auch Patienten mit signifikanter Überdrainage geholfen werden, weil durch das Prinzip des proGAV zwar auch eine Verhinderung der Überdrainage in vertikaler Körperposition zu erreichen ist, jedoch immer auch eine gleichzeitige komplizierende Unterdrainage im Liegen möglich ist.

Der Nachteil dieses neuen Systems liegt vor allem darin, dass bei Einführung eines kombinierten Systems mit verstellbarem Differenzdruckventil und verstellbarer Gravitationseinheit die Verstellung des Öffnungsdrucks nur noch von hochspezialisierten Personen durchgeführt werden kann, da ein solcher Synergismus der beiden gekoppelten Systeme leicht unübersichtlich zu werden droht.

5 Schlussfolgerungen

Mit der vorliegenden Studie wird belegt, dass der Einsatz des proGAV unabhängig von der Ätiologie des Hydrozephalus einen Benefit für den Patienten bringt. Es konnte kein statistisch signifikanter Unterschied im Benefit für eine einzelne Ätiologiegruppe aufgezeigt werden, somit kommt das proGAV für die Therapie aller Hydrozephalusformen in Frage.

Durch die Verstellbarkeit des Ventilöffnungsdrucks können über- oder unterdrainagebedingte Revisionsoperationen vermieden sowie eine Wachstumsadaptation bei Kindern ohne Revisionsoperation vorgenommen werden.

Insofern stellen verstellbare Ventile keinen Luxus, sondern sicher einen Fortschritt und die Weiterentwicklung eine Notwendigkeit dar.

Die Überlegenheit des proGAV gegenüber anderen verstellbaren Ventilen liegt zudem in seiner MRT-Unempfindlichkeit und darin, dass keine wiederholten Röntgenaufnahmen zur Kontrolle des Öffnungsdrucks nötig sind und damit die Strahlenbelastung für den Patienten minimiert wird.

Für eine zuverlässige Gegenüberstellung verschiedener verstellbarer Ventile oder auch für einen Vergleich von Ventilen mit fixiertem Öffnungsdruck und verstellbaren Ventilen ist allerdings ein international einheitliches Studiendesign, ein vergleichbares Patientengut und vor allem eine einheitliche Definition der verschiedenen Komplikationen unabdingbar.

6 Zusammenfassung

In der hier vorliegenden Studie werden erste klinische Erfahrungen mit dem neuen Ventil proGAV - einem verstellbaren hydrostatischen gravitationsunterstützten Ventil - vorgestellt, das bei 40 erwachsenen Patienten mit kommunizierendem Hydrozephalus unterschiedlicher Ätiologie implantiert wurde.

Die Ätiologie verteilte sich auf 15 INPH-Patienten, jeweils 9 HCM- und 9 HHC-Patienten, 6 SNPH-Patienten und einen Patienten mit Pseudotumor cerebri.

Der primär gewählte Öffnungsdruck variierte zwischen 5 und 8 cm H_2O, die Gravitationseinheit wurde abhängig von der Körpergröße des Patienten gewählt.

Das klinische Outcome nach der NPH-Recovery-Rate belegt, dass insgesamt 89,3 % der Patienten von der Shunttherapie profitieren konnten.

Nach Stein & Langfitt kamen vor der Operation nur 10,8 % der Patienten zuhause alleine zurecht, nach der Operation waren dies 67,6 %.

Nach der Black-Skala wiesen 97,3 % insgesamt eine Besserung auf, wobei 75,7 % einen sehr guten bis guten postoperativen Verlauf aufzeigten.

Insgesamt zeigte sich in der Bildgebung eine Tendenz zur nur minimalen Rückbildung der Ventrikelweite.

Es fand sich eine Korrelation zwischen der radiologisch festgestellten Reduktion der Ventrikelweite und dem klinischen Outcome nach Stein, jedoch keine Korrelation zwischen der Reduktion der Ventrikelweite und dem klinischen Outcome in Form des Kiefer-Scores.

An ventilunabhängigen Komplikationen trat eine Fehllage des Ventrikelkatheters sowie zwei Shuntinfektionen (5,3 %) auf. Es kam zu keiner Obstruktionen des Ventils.

Während der Durchführung der Studie erlagen drei Patienten unabhängig von der Shunttherapie ihrer Grunderkrankung.

An ventilabhängigen Komplikationen beobachteten wir in 5 Fällen (13,16 %) eine Überdrainage (vier Hygrome und ein subdurales Hämatom), davon waren zwei spontan rückläufig, und den anderen drei Patienten konnte durch eine Verstellung des Öffnungsdrucks geholfen werden.

Weiterhin kam es in 14 Fällen (36,8 %) zu einer funktionellen Unterdrainage. Von diesen 14 konnte bei 7 Patienten durch die Verstellung des Öffnungsdrucks eine deutliche Besserung der Symptomatik erzielt werden.

Insgesamt fanden 0,73 Verstellungen des Öffnungsdrucks pro Patient statt und - anders betrachtet - 1,5 Verstellungen pro Patient, dessen Ventilöffnungsdruck mindestens einmal verstellt wurde.

Im klinischen Outcome einbezüglich der Öffnungsdruckverstellungen hatten 43,2 % unserer Patienten ein direkt postoperativ gutes bis sehr gutes Ergebnis nach Black, nach den Verstellungen waren es 75,7 % (gut bis sehr gut nach Black). Somit profitierten 66,7 % der Patienten, bei denen eine Verstellung des Öffnungsdrucks vorgenommen wurde, deutlich von dieser Möglichkeit.

Das Lösen der Bremse, die Messungen und Verstellungen des Öffnungsdrucks waren unproblematisch und sicher. Es kam zu keinen spontanen oder MRT-bedingten Verstellungen des Öffnungsdrucks.

Insgesamt deuten die klinischen und radiologischen Ergebnisse auf eine Überlegenheit des proGAV gegenüber anderen Ventilen hin und rechtfertigen seinen Einsatz bei Hydrozephaluserkrankungen aller untersuchten Ätiologien. Allerdings ist ein genauer Vergleich zum einen aufgrund der noch niedrigen Fallzahl und zum anderen wegen des international uneinheitlichen Studiendesigns und der unterschiedlichen Definitionen bisher noch nicht möglich.

Ob eine verstellbare Gravitationseinheit einen zusätzlichen Benefit bringen kann, wird sich in weiteren Studien zeigen müssen.

7 Literaturverzeichnis

1. Adams RD, Fisher CM, Hakim S, et al: Symptomatic Occult Hydrocephalus with "Normal" Cerebrospinal-Fluid Pressure. A Treatable Syndrome. **N Engl J Med 273**:117-126, 1965
2. Ahn ES, Bookland M, Carson BS, et al: The Strata programmable valve for shunt-dependent hydrocephalus: the pediatric experience at a single institution. **Childs Nerv Syst**, 2006
3. Allin DM, Czosnyka ZH, Czosnyka M, et al: In vitro hydrodynamic properties of the Miethke proGAV hydrocephalus shunt. **Cerebrospinal Fluid Res 3**:9, 2006
4. Ames RH: Ventriculo-peritoneal shunts in the management of hydrocephalus. **J Neurosurg 27**:525-529, 1967
5. Arnell K, Eriksson E, Olsen L: The programmable adult Codman Hakim valve is useful even in very small children with hydrocephalus. A 7-year retrospective study with special focus on cost/benefit analysis. **Eur J Pediatr Surg 16**:1-7, 2006
6. Aronyk KE: The history and classification of hydrocephalus. **Neurosurg Clin N Am 4**:599-609, 1993
7. Aschoff A: Abfluss und Resorption des Liquors, in Aschoff A (ed): **In-vitro-Testung von Hydrocephalus-Ventilen: Habilitationsschrift.** Heidelberg, 1994, pp p. 250-251
8. Aschoff A: Die Liqorproduktion, in Aschoff A (ed): **In-vitro-Testung von Hydrocephalusventilen Habilitationsschrift.** Heidelberg, 1994, p p. 249
9. Aschoff A: **In-vitro-Testung von Hydrocephalus-Ventilen.** Heidelberg: Ruprecht-Karl-Universität Heidelberg, 1994
10. Aschoff A, Benesch, C., Kremer, P., von Haken, MS, Klank, A., Osterloh, M., Fruh, K.: The solved and unsolved problems of hydrocephalus valves: A critical comment. **Adv Neurosurg 21**:103-114, 1993
11. Aschoff A, Kremer P, Hashemi B, et al: The scientific history of hydrocephalus and its treatment. **Neurosurg Rev 22**:67-93; discussion 94-65, 1999
12. Aschoff A, Kremer, P., Benesch, C., Klank, A., Kunze, S.: Shunt-technology and overdrainage. A critical review of hydrostatic, programmable and variable-resistance valves and flow-reducing devices. **Eur J Pediatr Surg [Suppl] 1**:49-50, 1991
13. Bech RA, Waldemar G, Gjerris F, et al: Shunting effects in patients with idiopathic normal pressure hydrocephalus; correlation with cerebral and leptomeningeal biopsy findings. **Acta Neurochir (Wien) 141**:633-639, 1999
14. Belliard H, Roux FX, Turak B, et al: [The Codman Medos programmable shunt valve. Evaluation of 53 implantations in 50 patients]. **Neurochirurgie 42**:139-145; discussion 145-136, 1996
15. Benzel EC, Pelletier AL, Levy PG: Communicating hydrocephalus in adults: prediction of outcome after ventricular shunting procedures. **Neurosurgery 26**:655-660, 1990
16. Black PM: Idiopathic normal-pressure hydrocephalus. Results of shunting in 62 patients. **J Neurosurg 52**:371-377, 1980
17. Black PM, Hakim R, Bailey NO: The use of the Codman-Medos Programmable Hakim valve in the management of patients with hydrocephalus: illustrative cases. **Neurosurgery 34**:1110-1113, 1994
18. Boon AJ, Tans JT, Delwel EJ, et al: Dutch normal-pressure hydrocephalus study: prediction of outcome after shunting by resistance to outflow of cerebrospinal fluid. **J Neurosurg 87**:687-693, 1997
19. Boon AJ, Tans JT, Delwel EJ, et al: Dutch Normal-Pressure Hydrocephalus Study: randomized comparison of low- and medium-pressure shunts. **J Neurosurg 88**:490-495, 1998

20. Bradley WG: Normal pressure hydrocephalus: new concepts on etiology and diagnosis. **AJNR Am J Neuroradiol 21:**1586-1590, 2000
21. Bret P, Guyotat J, Ricci AC, et al: [Clinical experience with the Sp[hy adjustable valve in the treatment of adult hydrocephalus. A series of 147 cases]. **Neurochirurgie 45:**98-108; discussion 108-109, 1999
22. Carmel PW, Albright AL, Adelson PD, et al: Incidence and management of subdural hematoma/hygroma with variable- and fixed-pressure differential valves: a randomized, controlled study of programmable compared with conventional valves. **Neurosurg Focus 7:**e7, 1999
23. Di Rocco C, Marchese E, Velardi F: A survey of the first complication of newly implanted CSF shunt devices for the treatment of nontumoral hydrocephalus. Cooperative survey of the 1991-1992 Education Committee of the ISPN. **Childs Nerv Syst 10:**321-327, 1994
24. Dietrich U, Lumenta C, Sprick C, et al: Subdural hematoma in a case of hydrocephalus and macrocrania. Experience with a pressure-adjustable valve. **Childs Nerv Syst 3:**242-244, 1987
25. Drake JM: History of cerebrospinal fluid shunts, in Drake J.M. S-RC (ed): **The Shunt Book, Blackwell Science.** Massachusetts, 1995, p p. 10
26. Drake JM: How Shunts work, in Drake J.M. S-RC (ed): **The Shunt Book, Blackwell Science.** Massachusetts, 1995, p 13
27. Drake JM, Kestle J: Rationale and methodology of the multicenter pediatric cerebrospinal fluid shunt design trial. Pediatric Hydrocephalus Treatment Evaluation Group. **Childs Nerv Syst 12:**434-447, 1996
28. Evans WA: An encephalographic ratio for estimating ventricular enlargement and cerebral atrophy. **Arch Neurol Psychiatry 47:**931-937, 1942
29. Fishman R: Anatomical Aspects of the Cerebrospinal Fluid, in Fishman R (ed): **Cerebrospinal Fluid in Diseases of the Nervous System.** Philadelphia: W. B. Saunders Company, 1992, p p. 9
30. Fishman R: Physiology of the Cerebrospinal Fluid,, in Fishman R (ed): **Cerebrospinal Fluid in Diseases of the Nervous System.** Philadelphia: W. B. Saunders Company, 1992, p p. 28
31. Friedman DI, Jacobson DM: Idiopathic intracranial hypertension. **J Neuroophthalmol 24:**138-145, 2004
32. Gjerris F, Snorrason E: The history of hydrocephalus. **J Hist Neurosci 1:**285-312, 1992
33. Guiot G, Derome P, Hertzog E, et al: [Ventriculo-cisternostomy under radioscopic control for obstructive hydrocephalus]. **Presse Med 76:**1923-1926, 1968
34. Hakim S, Adams RD: The special clinical problem of symptomatic hydrocephalus with normal cerebrospinal fluid pressure. Observations on cerebrospinal fluid hydrodynamics. **J Neurol Sci 2:**307-327, 1965
35. Hanlo PW, Cinalli G, Vandertop WP, et al: Treatment of hydrocephalus determined by the European Orbis Sigma Valve II survey: a multicenter prospective 5-year shunt survival study in children and adults in whom a flow-regulating shunt was used. **J Neurosurg 99:**52-57, 2003
36. Hebb AO, Cusimano MD: Idiopathic normal pressure hydrocephalus: a systematic review of diagnosis and outcome. **Neurosurgery 49:**1166-1184; discussion 1184-1166, 2001
37. Inoue T, Kuzu Y, Ogasawara K, et al: Effect of 3-tesla magnetic resonance imaging on various pressure programmable shunt valves. **J Neurosurg 103:**163-165, 2005

38. Kalousdian S, Karlan MS, Williams MA: Silicone elastomer cerebrospinal fluid shunt systems. Council on Scientific Affairs, American Medical Association. **Neurosurgery 42:**887-892, 1998
39. Kamano S, Nakano Y, Imanishi T, et al: Management with a programmable pressure valve of subdural hematomas caused by a ventriculoperitoneal shunt: case report. **Surg Neurol 35:**381-383, 1991
40. Katano H, Karasawa, K., Sugiyama, N., Yamashita, N., Ohkura, A., Kamiya, K.: Clinical evaluation of shunt implantations using Sophy programmable pressure valves: comparison with Codman-Hakim programmable valves. **J Clin Neurosci 10 (5):**557-561, 2003
41. Kay AD, Fisher AJ, O'Kane C, et al: A clinical audit of the Hakim programmable valve in patients with complex hydrocephalus. **Br J Neurosurg 14:**535-542, 2000
42. Kestle J, Drake J, Milner R, et al: Long-term follow-up data from the Shunt Design Trial. **Pediatr Neurosurg 33:**230-236, 2000
43. Kestle JR, Walker ML: A multicenter prospective cohort study of the Strata valve for the management of hydrocephalus in pediatric patients. **J Neurosurg 102:**141-145, 2005
44. Kiefer M: http:\\www.uniklinikum-saarland.de/de/einrichtungen/kliniken_institute/ neurochirurgie/Forschung/Hydrozephalus
45. Kiefer M, Eymann R, Komenda Y, et al: [A grading system for chronic hydrocephalus]. **Zentralbl Neurochir 64:**109-115, 2003
46. Kiefer M, Eymann R, Meier U: Five years experience with gravitational shunts in chronic hydrocephalus of adults. **Acta Neurochir (Wien) 144:**755-767; discussion 767, 2002
47. Kiefer M, Eymann R, Steudel WI: [LOVA hydrocephalus - a new entity of chronic hydrocephalus]. **Nervenarzt 73:**972-981, 2002
48. Kiefer M, Eymann R, Steudel WI: Outcome predictors for normal-pressure hydrocephalus. **Acta Neurochir Suppl 96:**364-367, 2006
49. Kiefer M, Eymann R, Steudel WI, et al: Gravitational shunt management of long-standing overt ventriculomegaly in adult (LOVA) hydrocephalus. **J Clin Neurosci 12:**21-26, 2005
50. Kiefer M, Eymann R, Strowitzki M, et al: Gravitational shunts in longstanding overt ventriculomegaly in adults. **Neurosurgery 57:**109-119; discussion 109-119, 2005
51. Krähling K, Maasjosthusmann, U: Programmable shunt systems: Results in complicated hydrocephalus. **Zentralbl Neurochir [Suppl]:**30 (abstract), 1995
52. Krause F: **Chirurgie des Gehirns und des Rückenmarks.** Wien, 1911
53. Lazorthes G: [Transcallosal ventriculocisternostomy, a new technic for obstructive hydrocephalus.]. **Presse Med 61:**1210, 1953
54. Leksell L: A surgical procedure for atresia of the aqueduct of Sylvius. **Acta Psychiatr Neurol 24:**559-568, 1949
55. Lindner D, Preul C, Trantakis C, et al: Effect of 3T MRI on the function of shunt valves--evaluation of Paedi GAV, Dual Switch and proGAV. **Eur J Radiol 56:**56-59, 2005
56. Lumenta CB, Roosen N, Dietrich U: Clinical experience with a pressure-adjustable valve SOPHY in the management of hydrocephalus. **Childs Nerv Syst 6:**270-274, 1990
57. Mangano FT, Menendez JA, Habrock T, et al: Early programmable valve malfunctions in pediatric hydrocephalus. **J Neurosurg 103:**501-507, 2005
58. McConnell KA, Zou KH, Chabrerie AV, et al: Decreases in ventricular volume correlate with decreases in ventricular pressure in idiopathic normal pressure hydrocephalus patients who experienced clinical improvement after implantation with adjustable valve shunts. **Neurosurgery 55:**582-592; discussion 592-583, 2004
59. McLaurin RL: Shunt complications, in **Pediatric Neurosurgery: Surgery of the developing nervous system.** New York: Grune & Stratton, 1982, pp 243-253

60. Medtronic: PS Medical® Strata™ Valve: Magnetic Field Influences. **Technical Bulletin, Medical Education Series**, 2001
61. Meier U: Physiologie und Pathophysiologie der Liquordynamik, in Zeilinger UMaF (ed): **Der Normaldruckhydrozephalus.** Ratingen: PVV Science Publications, 2000, pp p. 6-7
62. Meier U, Kintzel D: Clinical experiences with different valve systems in patients with normal-pressure hydrocephalus: evaluation of the Miethke dual-switch valve. **Childs Nerv Syst 18:**288-294, 2002
63. Meier U, Lemcke J: First clinical experiences in patients with idiopathic normal-pressure hydrocephalus with the adjustable gravity valve manufactured by Aesculap (proGAV(Aesculap)). **Acta Neurochir Suppl 96:**368-372, 2006
64. Meier U, Paris S, Grawe A, et al: Is decreased ventricular volume a correlate of positive clinical outcome following shunt placement in cases of normal pressure hydrocephalus? **Acta Neurochir Suppl 86:**533-537, 2003
65. Miethke C: http://www.miethke.com/englisch/products/index_products.html
66. Miyake H, Ohta T, Kajimoto Y, et al: A clinical survey of hydrocephalus and current treatment for hydrocephalus in Japan: analysis by nationwide questionnaire. **Childs Nerv Syst 15:**363-368, 1999
67. Nulsen FE, Spitz EB: Treatment of hydrocephalus by direct shunt from ventricle to jugular vain. **Surg Forum:**399-403, 1951
68. Oi S: Hydrocephalus chronology in adults: confused state of the terminology. **Critical Reviews in Neurosurgery 8:**346-356, 1998
69. Oi S, Shimoda M, Shibata M, et al: Pathophysiology of long-standing overt ventriculomegaly in adults. **J Neurosurg 92:**933-940, 2000
70. O'Reilly G, Williams B: The Sophy valve and the el-Shafei shunt system for adult hydrocephalus. **J Neurol Neurosurg Psychiatry 59:**621-624, 1995
71. Pang D, Altschuler E: Low-pressure hydrocephalic state and viscoelastic alterations in the brain. **Neurosurgery 35:**643-655; discussion 655-646, 1994
72. Petersen RC, Mokri B, Laws ER, Jr.: Surgical treatment of idiopathic hydrocephalus in elderly patients. **Neurology 35:**307-311, 1985
73. Pollack IF, Albright AL, Adelson PD: A randomized, controlled study of a programmable shunt valve versus a conventional valve for patients with hydrocephalus. Hakim-Medos Investigator Group. **Neurosurgery 45:**1399-1408; discussion 1408-1311, 1999
74. Portnoy HD, Schulte RR, Fox JL, et al: Anti-siphon and reversible occlusion valves for shunting in hydrocephalus and preventing post-shunt subdural hematomas. **J Neurosurg 38:**729-738, 1973
75. Pudenz RH, Russell FE, Hurd AH, et al: Ventriculo-auriculostomy; a technique for shunting cerebrospinal fluid into the right auricle; preliminary report. **J Neurosurg 14:**171-179, 1957
76. Putnam TJ: Surgical treatment of infantile hydrocephalus. **Calif Med 78:**29-32, 1953
77. Reinprecht A, Dietrich W, Bertalanffy A, et al: The Medos Hakim programmable valve in the treatment of pediatric hydrocephalus. **Childs Nerv Syst 13:**588-593; discussion 593-584, 1997
78. Ringel F, Schramm J, Meyer B: Comparison of programmable shunt valves vs standard valves for communicating hydrocephalus of adults: a retrospective analysis of 407 patients. **Surg Neurol 63:**36-41; discussion 41, 2005
79. Rohde V, Mayfrank L, Ramakers VT, et al: Four-year experience with the routine use of the programmable Hakim valve in the management of children with hydrocephalus. **Acta Neurochir (Wien) 140:**1127-1134, 1998

80. Sainte-Rose C: Shunt obstruction: a preventable complication? **Pediatr Neurosurg** 19:156-164, 1993
81. Sainte-Rose C, Hooven MD, Hirsch JF: A new approach in the treatment of hydrocephalus. **J Neurosurg 66:**213-226, 1987
82. Scarff JE: Treatment of hydrocephalus: an historical and critical review of methods and results. **J Neurol Neurosurg Psychiatry 26:**1-26, 1963
83. Schiebler T: Zentralnervensystem, in T. Schiebler WS, K. Zilles (ed): **Anatomie.** Berlin, Heidelberg, New York: Springer, 1999, Vol 8, pp p. 825-831
84. Schmitt J, Spring A: [Therapy of normal pressure hydrocephalus with the transcutaneously magnetically adjustable shunt]. **Neurochirurgia (Stuttg) 33 Suppl 1:**23-26, 1990
85. Sikkens TB: [Treatment of hydrocephalus in infant by ventriculojugulostomy.]. **Neurochirurgie 3:**65-69, 1957
86. Sindou M, Guyotat-Pelissou I, Chidiac A, et al: Transcutaneous pressure adjustable valve for the treatment of hydrocephalus and arachnoid cysts in adults. Experiences with 75 cases. **Acta Neurochir (Wien) 121:**135-139, 1993
87. Sprung C, Glocker, H., Schlosser, H.-G.: A new technology for adjustability and MR-resistance of shunt-valves - Experience after implantation of 54 proGAVs. **Abstract, SRHSB 50th Annual Meeting Cambridge 2006, 30th august - 2nd september**, 2006
88. Sprung C, Miethke C, Schlosser HG, et al: The enigma of underdrainage in shunting with hydrostatic valves and possible solutions. **Acta Neurochir Suppl 95:**229-235, 2005
89. Stein SC, Langfitt TW: Normal-pressure hydrocephalus. Predicting the results of cerebrospinal fluid shunting. **J Neurosurg 41:**463-470, 1974
90. Tanaka K, Yonekawa Y, Miyake H, et al: [Idiopathic normal pressure hydrocephalus in elderly patients: its pathophysiology and diagnosis]. **No Shinkei Geka 21:**403-408, 1993
91. Torack RM: Historical aspects of normal and abnormal brain fluids. I. Cerebrospinal fluid. **Arch Neurol 39:**197-201, 1982
92. Torack RM: Historical aspects of normal and abnormal brain fluids. II. Hydrocephalus. **Arch Neurol 39:**276-279, 1982
93. Torkildsen A, El-Toraei I: A new operative technique for the treatment of hydrocephalus externus; preliminary report. **J Egypt Med Assoc 36:**836-846, 1953
94. Tripathi BJ, Tripathi RC: Vacuolar transcellular channels as a drainage pathway for cerebrospinal fluid. **J Physiol 239:**195-206, 1974
95. Trost HA, Heissler HE, Claussen G, et al: Testing the hydrocephalus shunt valve: long-term bench test results of various new and explanted valves. The need for model for testing valves under physiological conditions. **Eur J Pediatr Surg 1 Suppl 1:**38-40, 1991
96. Tuli S, O'Hayon B, Drake J, et al: Change in ventricular size and effect of ventricular catheter placement in pediatric patients with shunted hydrocephalus. **Neurosurgery 45:**1329-1333; discussion 1333-1325, 1999
97. Tulipan N, Lavin PJ, Copeland M: Stereotactic ventriculoperitoneal shunt for idiopathic intracranial hypertension: technical note. **Neurosurgery 43:**175-176; discussion 176-177, 1998
98. Vanneste JA: Diagnosis and management of normal-pressure hydrocephalus. **J Neurol 247:**5-14, 2000
99. Wernicke C: **Lehrbuch der Gehirnkrankheiten.** Kassel: Fischer, 1881
100. Will B, Muller-Korbsch, U., Buchholz, R: Experience with the programmable Sophy SU8 valve. **Childs Nerv Syst 10:**476 (abstract), 1994

101. Yokoyama I, Aoki H, Tatebayashi K, et al: Ventriculolymphangiostomy: a shunting operation for hydrocephalus to drain cerebrospinal fluid into the thoracic duct. **Folia Psychiatr Neurol Jpn 13**:305-319, 1959
102. Zemack G, Bellner J, Siesjo P, et al: Clinical experience with the use of a shunt with an adjustable valve in children with hydrocephalus. **J Neurosurg 98**:471-476, 2003
103. Zemack G, Romner B: Adjustable valves in normal-pressure hydrocephalus: a retrospective study of 218 patients. **Neurosurgery 51**:1392-1400; discussion 1400-1392, 2002
104. Zemack G, Romner B: Seven years of clinical experience with the programmable Codman Hakim valve: a retrospective study of 583 patients. **J Neurosurg 92**:941-948, 2000

8 Anhang

8.1 Patientendaten

Nr.	Alter	Einteilung	Öffnungsdruck	Umstellung	Δ Stein	Δ Evans	Komplikationen
1	64	HHC	7	ja	3	0,037894737	Fehllage Ventrikelkatheter und Unterdrainage
2	62	SNPH	7	nein	1	0,00149328	Shuntinfektion
3	65	HHC	5	nein	2	0,063442768	keine
4	57	INPH	7	ja	1	0,055555556	Unterdrainage
5	41	HHC	6	nein	1	0,005698006	Wundheilungsstörung
6	67	HCM	7	nein	0	0,027709461	Shuntinfektion
7	77	INPH	6	ja	1	0,013333333	Unterdrainage
8	74	INPH	6	nein	2	0,045833333	Hämatom
9	70	HCM	6	nein	0	0,118055556	keine
10	67	INPH	7	nein	2	-0,021642395	Wundheilungsstörung
11	41	HCM	7	nein	2	0,142533937	keine
12	64	SNPH	7	nein	2	0,015503876	keine
13	39	HHC	7	ja	1	0,002347842	Unterdrainage
14	54	INPH	5	ja	0	0,021335807	Unterdrainage
15	24	HCM	5	nein	2	0,027410389	keine
16	63	INPH	5	ja	1	0,085433962	Hygrom
17	68	INPH	5	nein	1	0,011836735	keine
18	62	INPH	5	ja	2	0,008756449	Unterdrainage
19	60	HCM	5	nein	2	-0,009118541	Hygrom
20	73	INPH	5	ja	0	0,022727273	Unterdrainage
21	74	SNPH	5	ja	1	-0,009826153	Unterdrainage
22	64	INPH	5	ja	1	-0,009708738	Hygrom und Unterdrainage
23	65	HHC	8	nein	2	0,144897959	keine
24	69	SNPH	5	nein	3	0,246190476	keine
25	53	INPH	5	nein	1	0,204444444	keine
26	75	INPH	8	nein	1	0,017045455	keine
27	67	HCM	15	nein	2	0,033771107	keine
28	70	HCM	5	nein	2	0,030234316	keine
29	60	HHC	5	ja	1	0,09155241	Hygrom
30	82	INPH	5	ja	1	0,030743802	Unterdrainage
31	63	INPH	5	nein	1	0,006130545	keine
32	50	HCM	5	nein	2	0,078147382	keine
33	56	HHC	5	ja	1	0,069444444	Unterdrainage
34	53	SNPH	5	nein	2	0,150854701	keine
35	63	HCM	5	ja	2	-0,06092437	Wundheilungsstörung und Unterdrainage
36	41	Pseudotumor	15	nein	2	0,004889179	keine
37	30	HHC	10	nein	1	0,024230769	keine
38	71	INPH	5	nein	1	0,00931677	keine
39	46	SNPH	5	ja	1	0,076908062	Unterdrainage
40	15	HHC	12	ja	1	-0,04587156	Unterdrainage

8.2 Abbildungsverzeichnis

Abbildung 1:	Ausgussmodell des Ventrikelsystems, modifiziert nach Schiebler, T; Zilles, K; *Anatomie*, Zentralnervensystem, Springer, 8. Auflage, 1999	S. 10
Abbildung 2:	Liquorfluss, modifiziert nach Fishman R. *Cerebrospinal Fluid in Diseases of the Nervous System*, 2.Auflage, Philadelphia, W.B. Saunders Company, 1992	S. 12
Abbildung 3:	Berechnung des resultierenden Hirndrucks in verschiedenen Körperpositionen	S. 26
Abbildung 4:	Abhängigkeit des Widerstands von Druck und Fluss	S. 27
Abbildung 5:	Abhängigkeit der Compliance von Druck und Volumen	S. 28
Abbildung 6:	Druckregulation	S. 29
Abbildung 7:	Flussregulation	S. 30
Abbildung 8:	Verschiedene Ventilmechanismen	S. 30
Abbildung 9:	Funktionsweise von Anti-Siphon-Devices	S. 33
Abbildung 10:	Das Miethke Dual-Switch-Ventil	S. 33
Abbildung 11:	Counterbalancer: das Miethke-GAV	S. 35
Abbildung 12:	Verstellbare Differenzdruckventile: Codman-Hakim-Ventil	S. 35
Abbildung 13:	Funktionsweise flussgesteuerter Ventile	S. 36
Abbildung 14:	Cranielles Computertomogramm mit dem Bild eines Hygroms bei Überdrainage	S. 38
Abbildung 15:	Das proGAV	S. 41
Abbildung 16:	Der Ventilmechanismus des proGAV in horizontaler und vertikaler Körperposition	S. 42
Abbildung 17:	Das Prüfinstrument	S. 42
Abbildung 18:	Das Verstellinstrument	S. 42
Abbildung 19:	Berechnung der Evans-Differenz	S. 45
Abbildung 20:	Altersverteilung des gesamten Patientenguts	S. 48
Abbildung 21:	Altersverteilung des Patientenguts für die klinische Auswertung	S. 52
Abbildung 22:	Klinische Veränderung aller Patienten nach Stein & Langfitt	S. 53
Abbildung 23:	Statistische Auswertung der klinischen Veränderung nach Stein & Langfitt	S. 54
Abbildung 24:	Klinischer Verlauf aller Patienten nach Black	S. 54
Abbildung 25:	Differenz Kiefer-Score	S. 55
Abbildung 26:	Statistische Auswertung der Differenz des Kiefer-Score	S. 56
Abbildung 27:	Outcome nach der NPH-Recovery-Rate	S. 56
Abbildung 28:	Altersverteilungen der unterschiedlichen Ätiologiegruppen	S. 58
Abbildung 29:	Outcome der unterschiedlichen Ätiologiegruppen nach Stein & Langfitt	S. 60
Abbildung 30:	Outcome der unterschiedlichen Ätiologiegruppen nach Black	S. 61
Abbildung 31:	Altersverteilung für die radiologische Auswertung	S. 63
Abbildung 32:	Radiologische Veränderung aller Patienten anhand des Evans Index	S. 64
Abbildung 33:	Evans Differenz aller Patienten	S. 65
Abbildung 34:	Statistische Auswertung der Evans Differenz	S. 66
Abbildung 35:	Gegenüberstellung der Evans Ratio und der Evans Differenz	S. 67
Abbildung 36:	Outcome der unterschiedlichen Ätiologiegruppen anhand des Evans Index	S. 68

Abbildung 37:	Tendenzen der Rückbildung der Ventrikelweite	S. 70
Abbildung 38:	Korrelation der Differenz des Evans Index mit dem Outcome nach Stein	S. 72
Abbildung 39:	Korrelation der Differenz des Kiefer Score mit dem Outcome nach Stein	S. 72
Abbildung 40:	Primär implantierte Druckstufe aller Patienten.	S. 77
Abbildung 41:	Verstellungszeitpunkt postoperativ, Verstellungsausmaß und -richtung	S. 78
Abbildung 42:	Zeitpunkt der Öffnungsdruckverstellungen postoperativ	S. 79

8.3 Tabellenverzeichnis

Tabelle 1:	Ionen- und Proteinkonzentration in Plasma und Liquor (modifiziert nach Klinke R. und Silbernagl, S., *Lehrbuch der Physiologie*, 3.Auflage, Stuttgart, Thieme 2001)	S. 11
Tabelle 2:	Skala nach Stein & Langfitt	S. 43
Tabelle 3:	Skala nach Black	S. 44
Tabelle 4:	Kiefer-Score	S. 44
Tabelle 5:	NPH-Recovery-Rate	S. 45
Tabelle 6:	Graduierung der Evans-Differenz	S. 46
Tabelle 7:	Graduierung der Evans-Ratio	S. 46
Tabelle 8:	Einteilung der Komplikationen	S. 47
Tabelle 9:	Ätiologie des gesamten Patientenguts	S. 48
Tabelle 10:	Das ProGAV-Patientengut	S. 48
Tabelle 11:	Implantierte Druckstufe des einstellbaren Ventils	S. 49
Tabelle 12:	Druckstufe des Gravitationsventils	S. 49
Tabelle 13:	Übersicht der in die einzelnen Wertungen eingegangenen Patienten	S. 50
Tabelle 14:	Ausschlusspatienten auf Grund von Tod	S. 50
Tabelle 15:	Ausschlusspatienten mit prä- und postoperativer Ventrikelerweiterung	S. 50
Tabelle 16:	ProGAV-Patientengut für die klinische Auswertung	S. 52
Tabelle 17:	Outcome nach Black	S. 55
Tabelle 18:	Outcome nach der NPH-Recovery-Rate	S. 56
Tabelle 19:	Entsprechungen der NPH-Recovery-Rate und der Black-Outcome-Skala	S. 57
Tabelle 20:	Ätiologie-Verteilung des in die klinische Auswertung eingehenden Patientenguts	S. 57
Tabelle 21:	Differenz Stein prä- und postoperativ	S. 59
Tabelle 22:	Outcome nach Kiefer-Score	S. 61
Tabelle 23:	Outcome nach NPH-Recovery-Rate	S. 62
Tabelle 24:	Altersverteilung der Patienten für die radiologische Auswertung	S. 63
Tabelle 25:	Ergebnisse Evans-Differenz	S. 65
Tabelle 26:	Ätiologieverteilung der Patienten zur radiologischen Auswertung	S. 67
Tabelle 27:	Evans-Differenz der verschiedenen Ätiologiegruppen	S. 69
Tabelle 28:	Evans-Ratio der unterschiedlichen Ätiologiegruppen	S. 71
Tabelle 29:	Komplikationen absolut	S. 73
Tabelle 30:	Komplikationen relativ	S. 73
Tabelle 31:	Anzahl der Verstellungen des Ventilöffnungsdrucks	S. 78
Tabelle 32:	Druckdifferenz vor und nach Verstellung des Öffnungsdrucks	S. 78
Tabelle 33:	Umstellungshäufigkeiten der verschiedenen Ätiologiegruppen	S. 79
Tabelle 34:	Klinisches Outcome der Patienten ohne und mit Verstellung des Öffnungsdrucks	S. 80

8.4 Abkürzungsverzeichnis

Abkürzung	Erklärung
A	Fläche
Abb.	Abbildung
ASD	Anti-Siphon-Device
C	Compliance
cCT	cranielles Computertomogramm
CSF	cerebrospinal fluid
CT	Computertomogramm
d.h.	das heißt
ΔP	Druckdifferenz
ΔV	Volumendifferenz
EI	Evans Index
η	Viskosität
evtl.	eventuell
F	Kraft
g	Erdbeschleunigung
h	Höhe
HCM	Hydrocephalus malresorptivus
HHC	Hypertensiver Hydrocephalus
HP	hydrostatic pressure
IAP	intraabdominal pressure
IIH	Idiopathic Intracranial Hypertension
INPH	Idiopathic Normal Pressure Hydrocephalus
IVP	intraventricular pressure
Kap.	Kapitel
l	Länge
LOVA	Long standing Overt Ventriculomegaly in Adults
m	Masse
max.	maximal
MRT	Magnetresonanztomogramm
NPH	Normal Pressure Hydrocephalus
o.g.	oben genannt
OPV	Opening Pressure Valve
P	Druck
proGAV	pro gravity assisted valve
Q	Fluss
R	Widerstand
r	Radius
ρ	Dichte
s.	siehe
SNPH	Second Normal Pressure Hydrocephalus
sog.	so genannt
Tab.	Tabelle
V	Volumen
v. Chr.	vor Christus

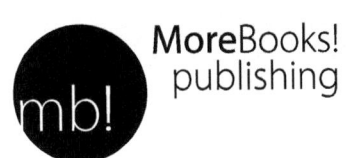
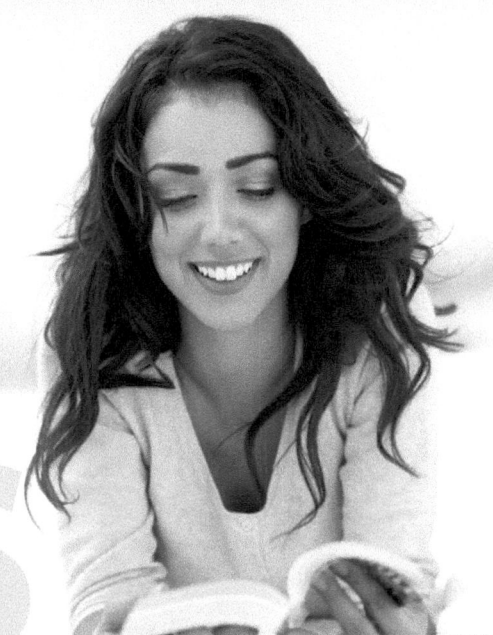

i want morebooks!

Buy your books fast and straightforward online - at one of world's fastest growing online book stores! Environmentally sound due to Print-on-Demand technologies.

Buy your books online at
www.get-morebooks.com

Kaufen Sie Ihre Bücher schnell und unkompliziert online – auf einer der am schnellsten wachsenden Buchhandelsplattformen weltweit! Dank Print-On-Demand umwelt- und ressourcenschonend produziert.

Bücher schneller online kaufen
www.morebooks.de

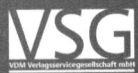

VDM Verlagsservicegesellschaft mbH
Heinrich-Böcking-Str. 6-8   Telefon: +49 681 3720 174   info@vdm-vsg.de
D - 66121 Saarbrücken   Telefax: +49 681 3720 1749 www.vdm-vsg.de

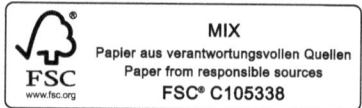

Printed by Books on Demand GmbH, Norderstedt / Germany